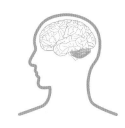

肿瘤
——大分割放疗图谱

主　　编	肖建平　李晔雄　易俊林
副 主 编	张红梅　刘清峰　田　源　徐英杰
主　　审	殷蔚伯　余子豪　徐国镇
编　　委	（按姓氏笔画排序）

门　阔　马　攀　马玉超　王　凯　王文卿　王淑莲　王静波
邓　垒　田　源　毕　楠　曲　媛　任雯廷　刘　峰　刘　辉
刘志强　刘清峰　闫玲玲　李明辉　李晔雄　李祥攀　杨斯苒
肖建平　吴润叶　宋一昕　张　可　张　烨　张　涛　张江鹄
张红志　张红梅　陈秀军　陈辛元　陈佳赟　陈雪松　苗俊杰
易俊林　金　晶　金大伟　房　辉　赵伟博　赵瑞芝　胡志辉
姜雪松　夏文龙　徐　源　徐英杰　郭晨雷　唐　玉　唐　源
黄　鹏　黄晓东　崔伟杰　符贵山　章　众　阎　辉　梁　军
梁　斌　韩　飞　韩东生　傅　琪　戴建荣

编写秘书	马玉超

人民卫生出版社

图书在版编目（CIP）数据

肿瘤大分割放疗图谱 / 肖建平，李晔雄，易俊林主编 . —北京：人民卫生出版社，2019

ISBN 978-7-117-29106-4

I.①肿… Ⅱ.①肖…②李…③易… Ⅲ.①肿瘤 – 放射疗法 – 图谱 Ⅳ.①R730.55-64

中国版本图书馆 CIP 数据核字（2019）第 231032 号

人卫智网	www.ipmph.com	医学教育、学术、考试、健康，购书智慧智能综合服务平台
人卫官网	www.pmph.com	人卫官方资讯发布平台

肿瘤大分割放疗图谱

主　　编：肖建平　李晔雄　易俊林

出版发行：人民卫生出版社（中继线 010-59780011）

地　　址：北京市朝阳区潘家园南里 19 号

邮　　编：100021

E - mail：pmph @ pmph.com

购书热线：010-59787592　010-59787584　010-65264830

印　　刷：北京盛通印刷股份有限公司

经　　销：新华书店

开　　本：889×1194　1/16　印张：15

字　　数：465 千字

版　　次：2019 年 12 月第 1 版　2019 年 12 月第 1 版第 1 次印刷

标准书号：ISBN 978-7-117-29106-4

定　　价：129.00 元

打击盗版举报电话：010-59787491　E-mail：WQ @ pmph.com

质量问题联系电话：010-59787234　E-mail：zhiliang @ pmph.com

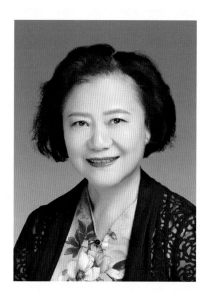

主编简介

肖建平,二级教授,博士生导师。1982 年毕业于华中科技大学同济医学院,就职于中国医学科学院肿瘤医院至今。1991—1992 年在德国纽伦堡国立医院放疗中心临床进修。2012—2018 年任中国抗癌协会神经肿瘤专业委员会副主任委员,现任常务委员。2016 年任北京市抗癌协会首届神经肿瘤专业委员会副主任委员,2017 年任北京医学会放射肿瘤学分会首届脑转移瘤学组组长,2019 年任中国抗癌协会神经肿瘤专业委员会首届脑转移瘤学组组长。

主要致力于大分割放疗及难治性脑部、体部转移瘤放疗的临床应用与科研工作。作为最早一批在国内开展大分割放疗的实践者之一,应用大分割放疗模式治疗难治性中枢转移瘤获得较好的临床效果,多次在国内国际会议、学习班中传授先进经验,并通过培养研究生、进修生,推动了众多基层医院的大分割放疗的发展。作为课题负责人承担和完成国家科技部基础研究司前期重大专项研究、北京市自然科学基金、北京市首都医学发展科研基金、留学回国人员科研启动基金、吴阶平医学基金会、北京市希望马拉松等多项课题;作为子课题负责人承担和完成国家重点研发计划项目课题。发表论文和综述 77 篇,其中 SCI 收录 35 篇,核心期刊 42 篇。以第一作者和责任作者在 *The Oncologist*、*International Journal of Radiation Oncology·Biology·Physics* 等 SCI 期刊收录文章 12 篇,核心期刊 25 篇。参与编写《放射肿瘤学》(第 3、4、5 版),参与制定中国肺癌脑转移诊治专家共识(2017 年版)。

主编简介

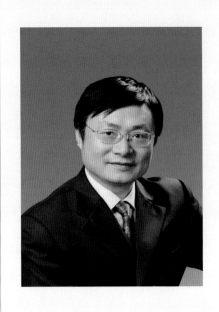

李晔雄,博士,二级教授,博士生导师。原湖南医科大学医疗系本科,北京协和医学院硕士,瑞士洛桑大学医学院博士。美国德克萨斯大学 MD Anderson 癌症中心博士后。1984 年至今就职于中国医学科学院肿瘤医院,2000 年任放疗科主任至今。曾任中华医学会放射肿瘤治疗学分会(第七届)主任委员;北京医学会放射肿瘤学分会候任主任委员;International Lymphoma Radiation Oncology Group(ILROG)常务委员;《中华放射肿瘤学杂志》主编。获国务院政府特殊津贴;"新世纪百千万人才工程"国家级人选;原卫生部有突出贡献中青年专家;第十五届吴阶平 - 保罗·杨森医学药学奖;中华医学科技奖二等奖;北京市科学技术奖二等奖。

作为课题负责人承担和完成原卫生部临床学科重点项目、国家重大研发计划项目、国家自然科学基金面上项目等多项课题。发表论文和综述300 余篇,第一作者或责任作者 100 余篇,SCI 收录论文 100 余篇,总影响因子 200 余分,影响因子最高为 36.4,其中 10 篇大于 10 分,3 篇大于 20 分。主编《肿瘤放射治疗学》(第 5 版)等专著,参与制定淋巴瘤 NCCN 指南等多项国际国内治疗指南和专家共识。

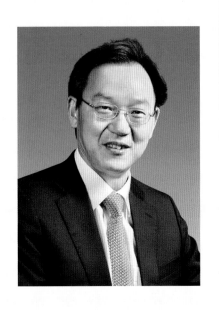

主编简介

易俊林,教授,博士生导师,中国医学科学院肿瘤医院放疗科副主任。国际原子能机构地区协作项目中国协调员,亚洲放射治疗联盟中国代表,中国医师协会住院医师规范化培训放射肿瘤科专业委员会副主任委员,中华医学会放射肿瘤治疗学分会青年委员会副主任委员,中国抗癌协会鼻咽癌专业委员会常务委员,北京医学会放射肿瘤治疗学分会常务委员。

从事肿瘤放射治疗专业26年,主要研究领域为鼻咽癌、头颈部肿瘤、中枢神经系统肿瘤的放射治疗和综合治疗,承担国家自然科学基金面上项目1项,科技部重大研发专项课题1项及多项国际多中心临床研究。临床研究成果多次在国内和国际专业大会发言。参与本专业权威著作《肿瘤放射治疗学》(第4、5版)编写,参与编写其他学术专著10余部,发表学术论文80余篇。

主审简介

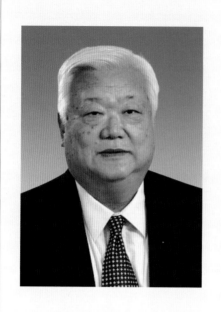

　　殷蔚伯，主任医师，教授，北京协和医学院博士生导师，享受国务院政府特殊津贴。现为中国医学科学院肿瘤医院放疗科首席专家。1957 年博士毕业于北京协和医学院，就职于中国医学科学院肿瘤医院，曾担任放疗科科室主任。1979—1981 年于英国伦敦大学皇家医学进修学院担任访问学者。曾任国际放射肿瘤学会和国际辐射防护委员会 (ICRP) 第三委员会委员，中华放射肿瘤学会主任委员。曾担任 *International Journal of Radiation Oncology * Biology * Physics* 和 *Radiotherapy & Oncology* 杂志编委，《中华放射肿瘤学杂志》主编。

　　在 62 年肿瘤放射治疗的医教研实践中，积累了丰富的临床经验，具有坚实的基础理论知识，熟悉对各种肿瘤的放射治疗技术和方法，对各种恶性肿瘤的综合治疗以及放射生物学的研究均有很高的学术造诣，对国内外放射治疗学领域的发展有全面的追踪了解，并有个人独到见解。近年来着重于食管癌、肺癌方面的研究，积累了宝贵的经验，并进行了深入的分析总结，为改进治疗方法和提高疗效作出了卓有成效的贡献。发表论文 148 篇，其中第一作者 32 篇，主编《肿瘤放射治疗学》(第二、三、四版)，参编《实用肿瘤学》《现代肿瘤学》《肿瘤学》等多部专著，曾获中国医学科学院科技进步二等奖。曾获中华医学会放射肿瘤治疗学分会"中华放射肿瘤学终身成就奖"。

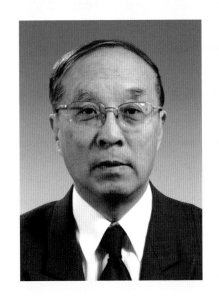

余子豪，主任医师，教授，北京协和医学院博士生导师，享受国务院政府特殊津贴。现为中国医学科学院肿瘤医院放疗科首席专家。1960年起就职于中国医学科学院肿瘤医院，曾担任放疗科科室主任，肿瘤医院副院所长。1979年赴英国皇家玛斯顿医院进修深造三年。曾任中华医学会放射肿瘤治疗学分会第三届委员会常务委员，中华医学会放射肿瘤治疗学分会第四届委员会副主任委员与第五届主任委员，《中华放射肿瘤学杂志》编委，《中华放射肿瘤学杂志》第四届编委会副主编，《实用肿瘤杂志》编委，《实用癌症杂志》编委，全国卫生专业技术资格考试专家委员会委员，美国放射肿瘤学会（ASTRO）会员，欧洲放射肿瘤学会（ESTRO）会员。

从事肿瘤临床放疗及研究工作59年，因经治病种多样而积累了丰富的临床经验，因博览群书而获得广博的理论知识，善于解决各种疑难病例。近年来重点研究乳腺癌的综合治疗和术后复发的放疗，其提出的保乳术后放疗疗效等同于根治术为国内首创，获"中国医学科学院北京协和医学院医疗成就三等奖"。在国内首创以单野偏角电子线照射内乳淋巴区技术及半野照射技术，使乳腺癌的照射技术明显提高。因其对肿瘤治疗领域的突出贡献，于2009年被原北京市卫生局精神文明建设协调委员会评选为"首都健康卫士"，2017年被评为首届"国之大医"特别致敬荣誉称号。

主审简介

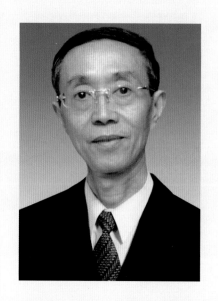

徐国镇,主任医师,教授,现为中国医学科学院肿瘤医院放射治疗科首席专家。曾任放射治疗科科主任、研究生导师,《中华放射肿瘤学杂志》主编、中华医学会放射肿瘤治疗学分会常务委员,中国抗癌协会肿瘤放射治疗专业委员会副主任委员、中华医学会北京分会放射肿瘤治疗学分会副主任委员、享受国务院政府特殊津贴。

从医 56 年,在放射治疗专业,尤其头颈部肿瘤的治疗上有较深的探索与实践,熟悉影像诊断、放射治疗与综合治疗。掌握各种技术操作及新的治疗手段(包括高剂量率近距离后装治疗、立体定向放射治疗、调强适形放射治疗等)。

曾参加撰写论著约 70 余篇,专著编写 15 部。获医科院级奖 4 项、院级奖 2 项、国际会议奖 1 项,曾获 1997 年"北京市优秀教师"与 2007 年"北京市医德标兵"称号。在任中华医学会放射肿瘤治疗学分会第五届委员会常务委员期间受到表彰。

根据 *Lancet* 杂志公布的"2016 全球疾病负担研究"显示,全球每年因恶性肿瘤死亡人数为 8 927.4 万人,成为仅次于心脑血管疾病的第二大死因,从 2006 年到 2016 年,肿瘤死亡人数增加了 17.8%。恶性肿瘤已成为危害人类健康的重要杀手。放射治疗作为肿瘤治疗的三大治疗手段之一,一直在肿瘤治疗中起着举足轻重的作用。权威数据显示 50%~70% 的肿瘤患者治疗中需要接受放疗。

目前肿瘤学界针对已经出现远处脏器转移的晚期恶性肿瘤,治疗还缺乏统一的共识和大样本的证据,甚至对于脏器转移综合治疗的安全性把握都缺乏足够的临床证据。尤其是实体肿瘤出现颅内转移是一种严重的神经系统并发症,并且是癌症患者死亡的重要原因,由于颅内转移瘤的诊断和治疗手段不断增加并且愈加复杂多样化,使得颅内转移瘤患者的规范化治疗成为一个迫切需要解决的问题。

我中心从 1995 年开始针对远处器官转移,尤其是颅内转移病灶,给予局部立体定向放射治疗——X 刀治疗。随着放疗硬件、技术的发展和进步,我中心可以应用更多的新设备、新技术来解决难治性颅内转移瘤的问题。24 年来,越来越多的颅内转移瘤病人能够早发现、早治疗,其临床治疗效果较好。另一方面,我中心在 20 世纪 90 年代即开展了增大照射剂量、减少照射次数的大分割放疗,这种治疗模式具有良好的放射生物学效应,在多种恶性肿瘤的治疗中取得了令人鼓舞的临床效果。

今天,我惊喜地看到这本著作的面世。该书作者以我中心近 24 年的立体定向放射治疗和大分割放疗的临床经验为基石,结合典型病例出版成册,通过系统介绍颅内和其他转移肿瘤的分类、诊疗、放疗一般原则,向广大读者和同行全面、系统地阐述了转移瘤的治疗方法和经验。随着早诊、早治在我国的全面开展,我们发现了越来越多的早期肿瘤患者。本著作中也涉及我们利用无创、快速和精准的立体定向放疗或大分割放疗治疗了早期原发肺癌、肝癌等病例,以及鼻咽癌残存推量和脑胶质瘤治疗的病例参考,可谓深入浅出,包罗万象,是中国放疗业界又一本具有极大价值的参考书!

抗癌艰难,开卷有益!高尔基说:书籍是人类进步的阶梯。近些年来,国际上关于转移瘤治疗的免疫学研究也如火如荼,许多肿瘤学家一改既往关于晚期肿瘤的认知,给予了越来越多的关注,在晚期肿瘤治疗效果上取得了较大的进步!我希望这本参考书的出版可以在全国范围内和同行进一步交流切磋,进一步提高转移瘤的治疗水平!

今天我非常荣幸可以为本书撰写序言,并隆重推荐给我们国内的广大同行!希望大家都能从中获益,抗癌路上继续携手同行!

徐国镇

2019-06-19

前 言

大分割放疗是近二三十年放疗史上的重大进展。越来越多的证据显示大分割放疗具有良好的临床效应并在多种恶性肿瘤的治疗中取得了令人鼓舞的效果。放射治疗剂量分割模式的新理念拓宽了临床医生的思路和放射治疗领域,各种先进放疗设备的问世提供了良好的硬件基础,这些都促进了大分割放疗的发展。但国内大分割放疗开展时间相对较短,临床经验、疗效数据相对缺乏,一定程度上限制了此项技术在国内的开展及普及。

中国医学科学院肿瘤医院在国内较早开展大分割放疗临床应用,在历届院(所)、科室领导的大力支持下,我们分别于1995年2月和1995年11月开始开展颅内和体部立体定向放射治疗新技术,针对颅内和体部多个部位原发和转移肿瘤进行大分割放射治疗,取得了可喜的临床效果。作者结合典型病案全面总结了24年的临床经验,并出版成书,希望能够给基层医院同仁以借鉴,以便更好地开展和推广大分割放疗,将这项技术更好地服务于患者。

希望通过本书,让临床医生掌握大分割治疗的适应证,不同病种、部位、体积的恶性肿瘤相对合适的剂量分割模式,合理的正常组织耐受量;让放射物理师熟悉大分割放疗的剂量分布特性,合理的设野方式,以及如何优化放疗计划;让放疗技师懂得大分割放疗体位重复调整的重要性,合适的体位固定装置,以及在线体位验证的方法。

本书作者水平有限,不足和错误在所难免,欢迎同道们能够批评指正。借本书出版之际,特向谷铣之主任、殷蔚伯主任、余子豪主任、徐国镇主任、胡逸民主任、苗延浚教授、张红志教授、戴建荣主任等科内前辈和同事表示衷心的敬意和诚挚的谢意,感谢你们在日常工作中的指导和支持!

肖建平　李晔雄　易俊林

2019-06-19

第一章 中枢神经肿瘤

第一节　脑实质转移瘤

一、脑转移瘤立体定向放射治疗

立体定向放射治疗（stereotactic radiotherapy，SRT）采用非共面拉弧技术，实现病灶中心高剂量，周边剂量迅速跌落的剂量分布特点，且其配套的六维治疗床和 ExacTrac 图像引导设备可实现 <1mm 的治疗误差，因此在脑转移瘤治疗中占有非常重要的地位。

中国医学科学院肿瘤医院应用 X 射线实现 SRT，又称"X 刀"。采用 Brainlab 计划系统及其配套的定位、图像引导等设备。在靶区勾画方面，疗前需行 1~2mm 的薄层脑 MRI 检查或 MRI 定位，与相同层厚的 CT 定位图像精准融合后，在 T_1 增强图像上勾画影像学可见的脑转移病灶为 GTV（gross tumor volume），不包括周围水肿带，GTV 二维外扩 2mm，上下层拷贝形成 PTV（planning target volume）。处方剂量需根据病灶体积、部位、是否初治等综合考量：①直径 <1cm 且不位于功能区的初治病灶，采用 20~24Gy/1~2f；②直径 1~3cm 且不位于功能区的初治病灶，采用 36~40Gy/3~5f；③直径 >3cm，采用 52~52.5Gy/13~15f；④位于或邻近功能区的病灶，采用 32~42Gy/4~7f；⑤复发挽救治疗的大病灶，采用 40~45Gy/10~15f。每天同期治疗病灶一般不超过 3 个，以减少治疗时间和毒性，提高患者耐受性和配合度。

案例 1　多发病灶 SRT 技术多程治疗

【病例特点】

李某，56 岁，女性，肺腺癌多发脑转移，头痛伴喷射性呕吐。脑 MRI 双侧额叶、颞叶多发病变伴出血；右侧大脑镰下疝，小脑幕切迹疝。行全脑放疗 39.7Gy/2.48Gy/16f，一个月后病变未控（图 1-1-1）。

【治疗方案】

采用 SRT 推量，共 5 个病灶。GTV1 5.9cm³，剂量 25Gy/5Gy/5f；GTV2 1.6cm³，剂量 20Gy/20Gy/1f；GTV3 3.5cm³，剂量 24Gy/12Gy/2f；GTV4 3.0cm³，剂量 24Gy/12Gy/2f；GTV5 0.2cm³，剂量 20Gy/20Gy/1f（图 1-1-2）。治疗后症状明显好转，KPS 评分由疗前 60 分上升为 90 分。后患者接受全身化疗及吉非替尼（易瑞沙）靶向治疗。

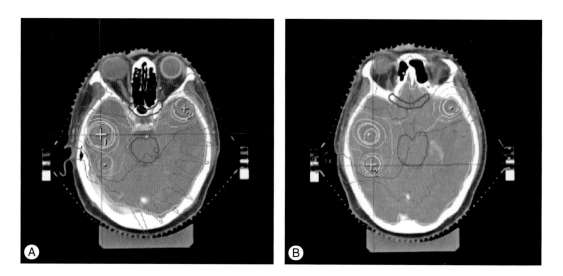

图 1-1-1　李某放疗前脑 MRI（T₁ 增强）

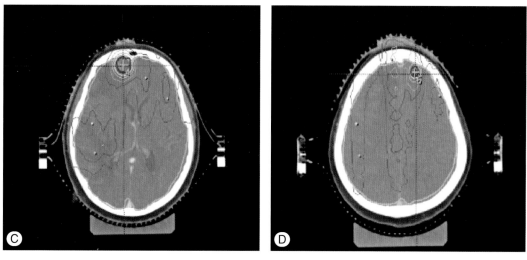

图 1-1-2 李某一程 SRT 治疗剂量曲线

【治疗结果】

SRT 后脑 MRI 检查,各病灶呈现放疗后改变,患者无不适(图 1-1-3,图 1-1-4)。

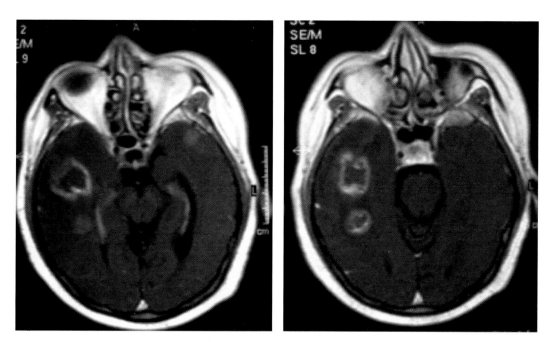

图 1-1-3 李某一程治疗后 4 个月脑 MRI(T_1 增强)

【二程治疗】

SRT 治疗后 24 个月肺内病灶进展,停用吉非替尼(易瑞沙)。疗后 30 个月复查脑 MRI 提示 15 个新发脑转移灶(图 1-1-5),行再程 SRT,分 4 批治疗。剂量:PTV1-3、6-7、9-11 30Gy/5Gy/6f,PTV4、5、8、15 30Gy/10Gy/3f,PTV12-14 35Gy/3.5Gy/10f。

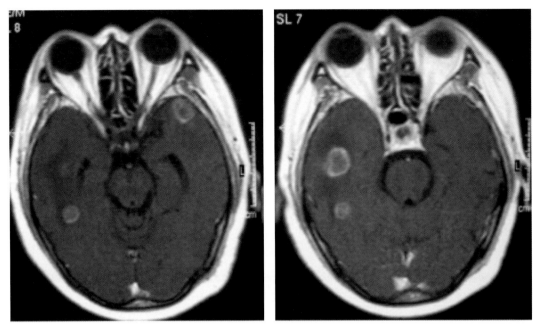

图 1-1-4　**李某一程治疗后 6 个月脑 MRI（T_1 增强）**

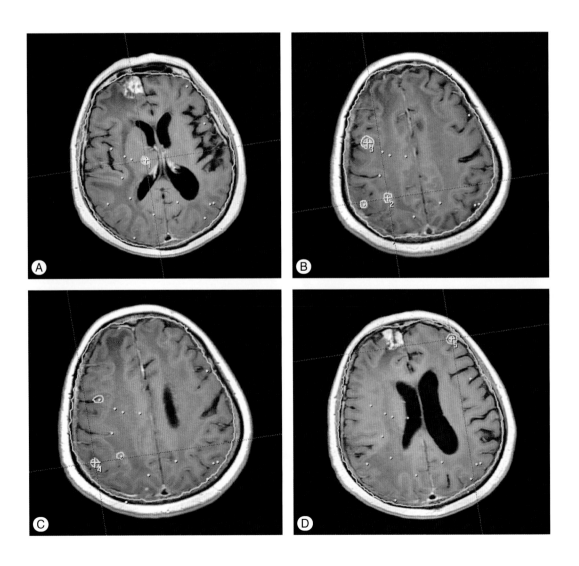

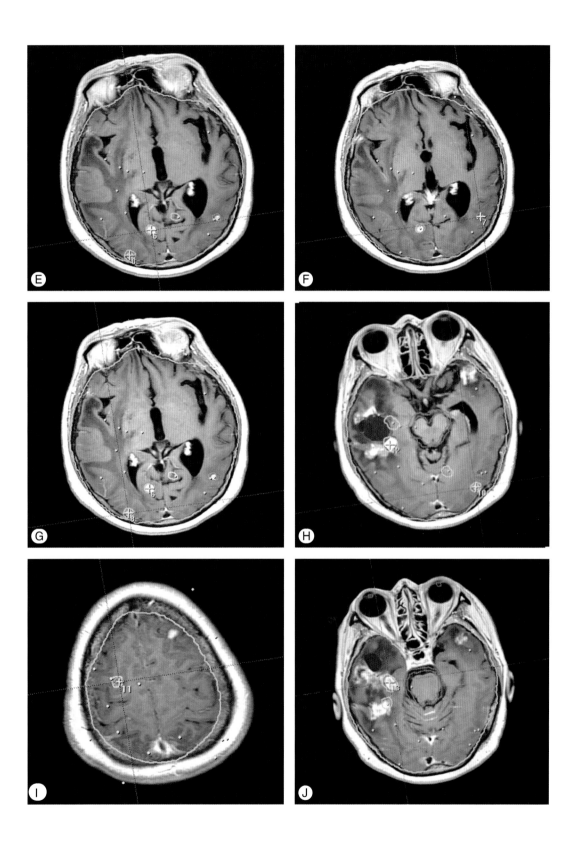

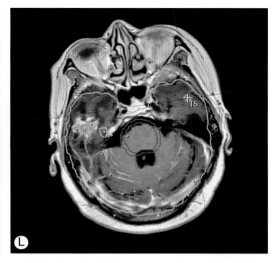

图 1-1-5　李某二程 SRT 疗前 MRI(T₁增强)

【治疗结果】

二程治疗后病灶控制良好,一程治疗后 42 个月记忆力明显下降,生活能自理。总生存时间 46 个月,死亡原因为颅外转移进展。

案例 2　单发大转移瘤 SRT 治疗

【病例特点】

王某,64 岁,女性,右肺小细胞肺癌化疗后,胸部放疗后,脑预防照射 25Gy/2.5Gy/10f 后 1 年出现右侧额顶叶大体积转移瘤,大小约 3.2cm×2.5cm(图 1-1-6)。

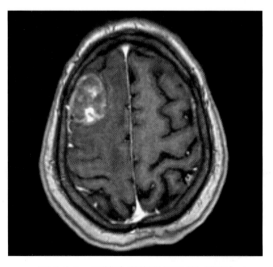

图 1-1-6　王某放疗前脑 MRI(T₁增强)

【治疗方案】

采用 SRT 治疗,90%PTV 52Gy/4Gy/13f,放疗 10 次后复查脑 MRI,肿瘤体积无明显缩小,故二程治疗决定增加次数,总剂量 90%PTV 60Gy/4Gy/15f(图 1-1-7)。

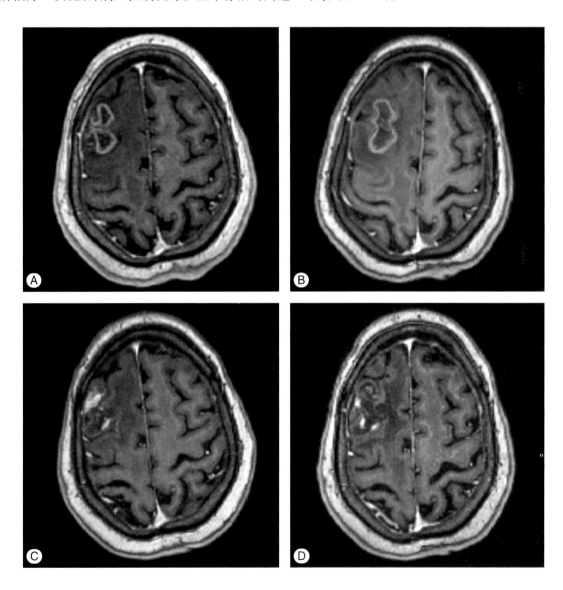

图 1-1-7　王某治疗剂量曲线

【治疗结果】

治疗后 3 个月复查脑 MRI 病灶体积较前明显缩小,疗效评价部分缓解(PR)。间断应用贝伐单抗消水肿治疗 4 次,脑部病灶控制良好。至今存活时间达 3 年余(图 1-1-8)。

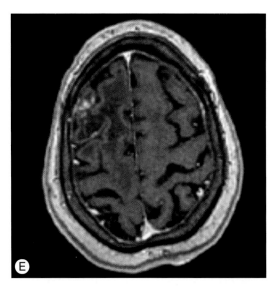

图 1-1-8　王某治疗后 3 个月、5 个月、1 年、2 年、2 年 7 个月
复查 MRI(T₁增强)

案例 3　单发小转移瘤 SRT 治疗

【病例特点】

陈某,62 岁,男性,左肺低分化腺癌术后,放化疗后 5 个月出现左岩骨转移及左额顶叶单发转移瘤,直径约 0.7cm(图 1-1-9)。服用靶向药治疗 1 个月无明显好转。

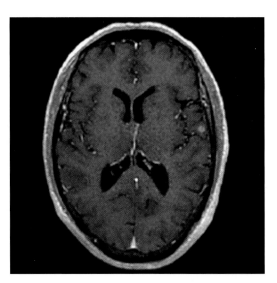

图 1-1-9　陈某放疗前脑 MRI(T₁增强)

【治疗方案】

采用 SRT 治疗,90%PTV 24Gy/24Gy/1f(图 1-1-10)。

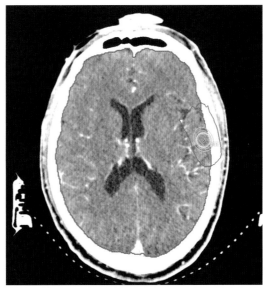

图 1-1-10 陈某治疗剂量曲线

【治疗结果】

治疗后 2 个月复查肿瘤体积缩小(图 1-1-11)。目前治疗后 1 年,控制良好,无脑坏死(图 1-1-12)。

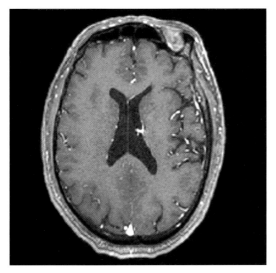

图 1-1-11 陈某治疗后 2 个月复查 MRI
（T_1 增强）

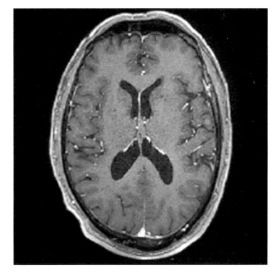

图 1-1-12 陈某治疗后 8 个月复查 MRI
（T_1 增强）

案例 4 寡转移瘤 SRT 治疗

【病例特点】

孙某,62 岁,女性,右肺腺癌化疗后进展,靶向治疗后 1 年,胸部控制良好,颅内出现 2 个转移灶。2015 年 8 月脑 MRI:左颞叶占位,大小约 0.5cm × 0.5cm,右额叶占位,约 0.9cm × 0.7cm(图 1-1-13)。

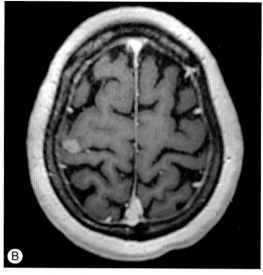

图 1-1-13　孙某放疗前脑 MRI（T₁ 增强）

【治疗方案】

采用 SRT 治疗，90%PTV1、2 36Gy/12Gy/3f（图 1-1-14）。

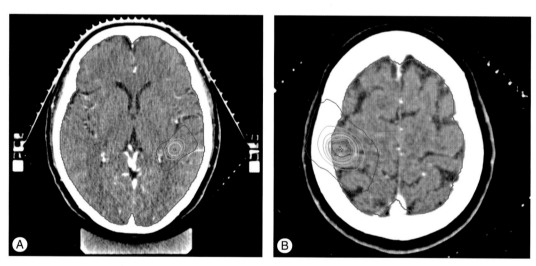

图 1-1-14　孙某治疗剂量曲线

【治疗结果】

治疗后 2 个月复查脑 MRI 右额叶病灶显示不清，左颞叶病灶亦缩小（图 1-1-15）。治疗 1 年后脑部控制好，肺部出现进展，改用化疗，疗效评价疾病进展（PD）。脑部一程放疗后 2 年 3 个月（2017年 11 月）出现脑部多发新病灶。应用 TOMO 技术行全脑 + 病灶同步推量，至今治疗后 1 年，颅内控制良好。

二、大体积转移瘤

大体积脑转移瘤是立体定向放疗的难点，随着体积增大，肿瘤周边剂量跌落减慢，为保护正常组织，单次立体定向外科治疗（stereotactic radiosurgery，SRS）时肿瘤体积越大照射剂量越低，因此大体积脑转移瘤 SRS 效果差。分次立体定向放疗（FSRT）就放射生物学效应和正常组织保护上优于 SRS，但 FSRT剂量分割模式有多种，最佳分割模式仍未确定。

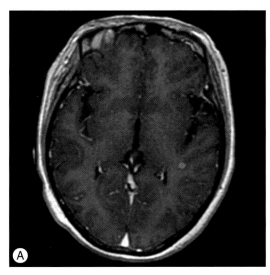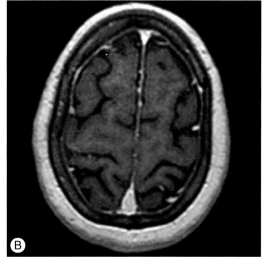

图 1-1-15 孙某治疗 2 个月后复查 MRI（T$_1$ 增强）

中国医学科学院肿瘤医院一直在探索大体积脑转移瘤的综合治疗模式。2016 年发表的前瞻性 II 期研究共纳入分析 33 例大体积脑转移瘤患者，采用 FSRT 联合同步替莫唑胺（temozolomide，TMZ）化疗，1 年的局部控制率和总生存率分别为 97% 和 62%，中位生存时间达 15.3 月。进一步与同期单纯应用 FSRT 治疗的大体积脑转移瘤患者进行病例对照研究，结果显示无论从 1 年局部控制率（96% vs. 87%）、颅内无进展生存率（66% vs. 49%）、总生存率（64% vs. 63%），还是脑转移瘤专项生存率（93% vs. 83%），同步放化疗组均明显优于单纯放疗组。目前多中心 III 期随机对照研究正在入组中。

中国医学科学院肿瘤医院目前推荐应用大分割放疗治疗大体积脑转移瘤，可通过 IMRT、SRT、VMAT、TOMO 等多种放疗手段和设备实现。靶区勾画方法同前，分割方式为 52~52.5Gy/3.5~4Gy/13~15f，可同步替莫唑胺（TMZ）化疗增敏［75mg/（m^2·d），连续服用 20 天］。对于 TOMO 治疗，由于病灶周边剂量跌落速度不及 X 刀，因此 GTV 接受 95% 处方剂量照射即可保证 PTV 的受量，PTV 可用于剂量评价。

而对于体积巨大的病灶（定义为 >10cm^3），可将 GTV 二维内收 2~3mm，上下层删去形成 Boost 加量区，同步推量至 60Gy/4Gy/15f，以进一步提高肿瘤中心剂量，加强局部控制。囊实性病灶可将 GTV 偏心内收形成 Boost 区，局限在实性部分。对于体积 > 60cm^3 的病灶，可在一程治疗 2 个月后，待病灶体积缩小再进行 X 刀局部推量，以达到良好的局部控制。

每次治疗前均须进行图像引导（CBCT、MVCT、ExacTrac 等），保证位置准确。在治疗至 2/3 疗程（10~13f）时复查脑 MRI，并与一程计划图像融合进行评估，如肿瘤体积缩小或由于压迫减轻导致肿瘤移位等，需重新勾画靶区甚至重新定位，并完成剩余剂量的放疗，以实现精准自适应放疗，减少周围正常脑组织的受量。

案例 5 大体积转移瘤 IMRT 治疗 +SRT 补量

【病例特点】

蔡某，72 岁，男性，小细胞肺癌化疗后，胸部放疗后未行脑预防照射，18 个月后出现左侧肢体无力，脑 MRI 提示右颞叶巨大转移瘤，约 6.0cm × 5.6cm（图 1-1-16）。

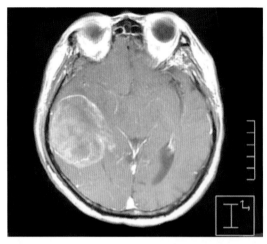

图 1-1-16　蔡某放疗前脑 MRI（T$_1$ 增强）

【治疗方案】

予全脑 + 转移灶 IMRT 放疗，GTV 125.8cm^3，PTV 143.73cm^3。处方剂量：95% PTVbrain 40Gy/2Gy/20f，95% PTV 60Gy/3Gy/20f，同步予替莫唑胺 75mg/（m^2·d）（图 1-1-17）。治疗 13 次时复查脑 MRI，重新勾画靶区，P2-GTV 108.2cm^3，P2-PTV 121.7cm^3，完成剩余剂量放疗（图 1-1-18）。

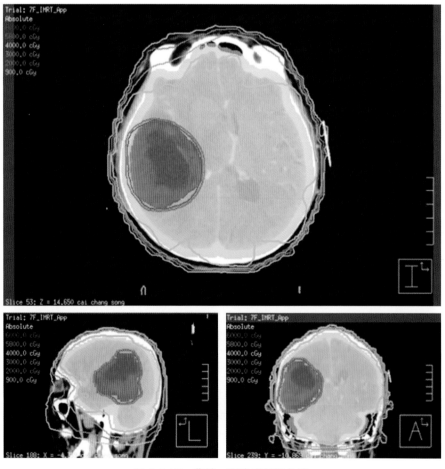

图 1-1-17　蔡某一程治疗剂量曲线

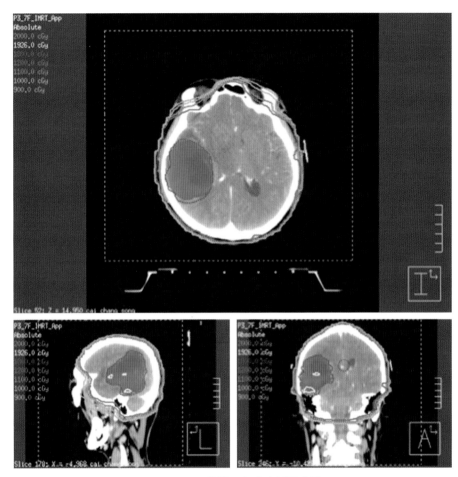

图 1-1-18　蔡某二程治疗剂量曲线

【治疗结果】

一程治疗后 2 个月复查,肿瘤体积明显缩小,约 2.6cm × 2.4cm,患者肢体无力症状明显好转。

【推量治疗】

一程治疗后 2 个月行 SRT 推量。P3-GTV 15.2cm³,P3-PTV 22.0cm³。处方剂量:15Gy/3Gy/5f (图 1-1-19)。

【治疗结果】

放化疗后 3 年再次出现左侧肢体运动障碍,复查脑 MRI 提示放疗后改变,未行治疗,生存时间 6 年 (图 1-1-20)。

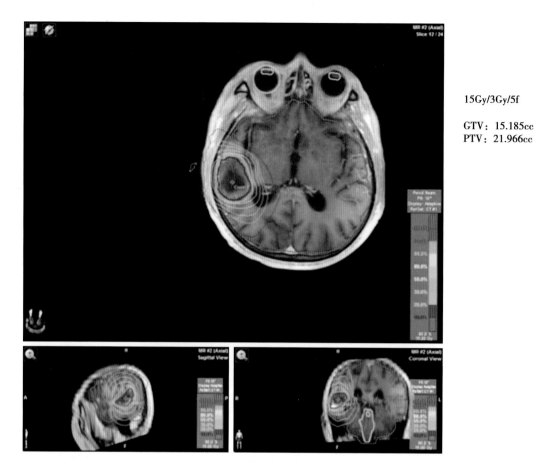

15Gy/3Gy/5f

GTV：15.185cc
PTV：21.966cc

图 1-1-19 蔡某推量治疗剂量曲线

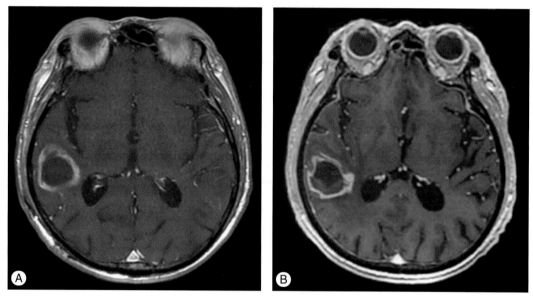

图 1-1-20 蔡某治疗后 3 个月、6 个月复查脑 MRI（T$_1$ 增强）

案例 6 大体积转移瘤多种技术治疗

【病例特点】

安某，50岁，女性，右乳腺癌改良根治术后化疗后7年余，骨转移、肺转移、肝转移多程化疗后。头晕、呕吐、步态不稳一周，脑 MRI 发现小脑大灶转移瘤，于 2013 年 10 月急转我院（图 1-1-21）。

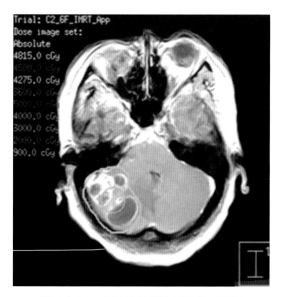

图 1-1-21　安某放疗前脑 MRI(T_1增强)

【治疗方案】

先行小脑病灶 IMRT 计划放疗,GTV 体积:35.9cm³,处方剂量:45Gy/3Gy/15f,同步替莫唑胺化疗(图 1-1-22)。

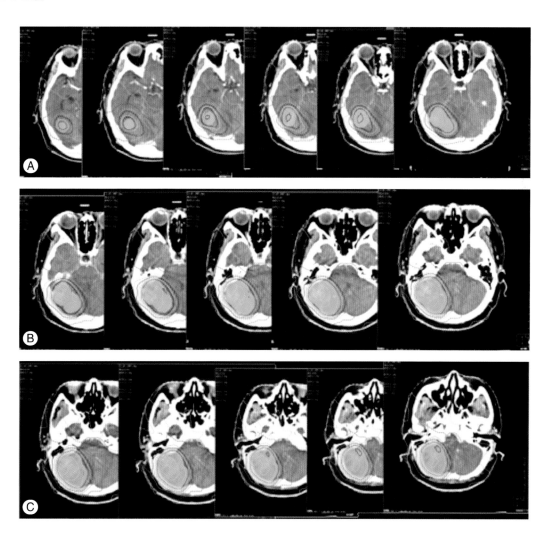

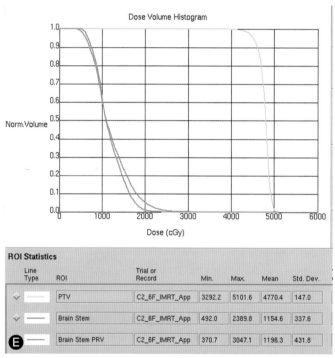

图 1-1-22 安某一程 IMRT 治疗剂量曲线、DVH 图

【治疗结果】

治疗后症状明显好转,2013 年 11 月复查脑 MRI:小脑转移灶较前明显缩小,但出现 6 个新发病灶(图 1-1-23)。

【二程治疗】

行 TOMO 技术放疗,处方剂量:95%PTV brain 40Gy/2Gy/20f,95%GTV1-6 60Gy/3Gy/20f,并将原小脑病灶区限量(图 1-1-24)。

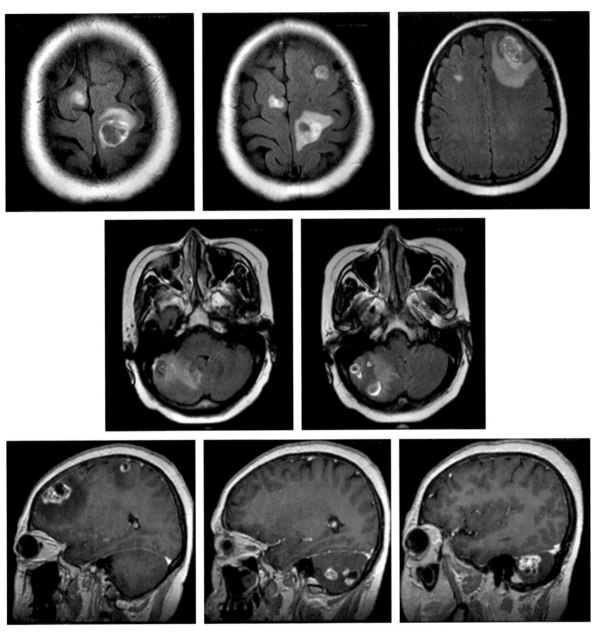

图 1-1-23　安某一程 IMRT 治疗后脑 MRI

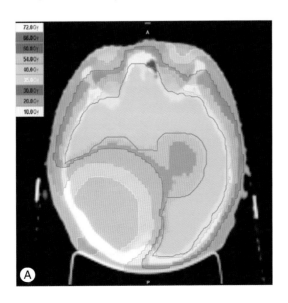

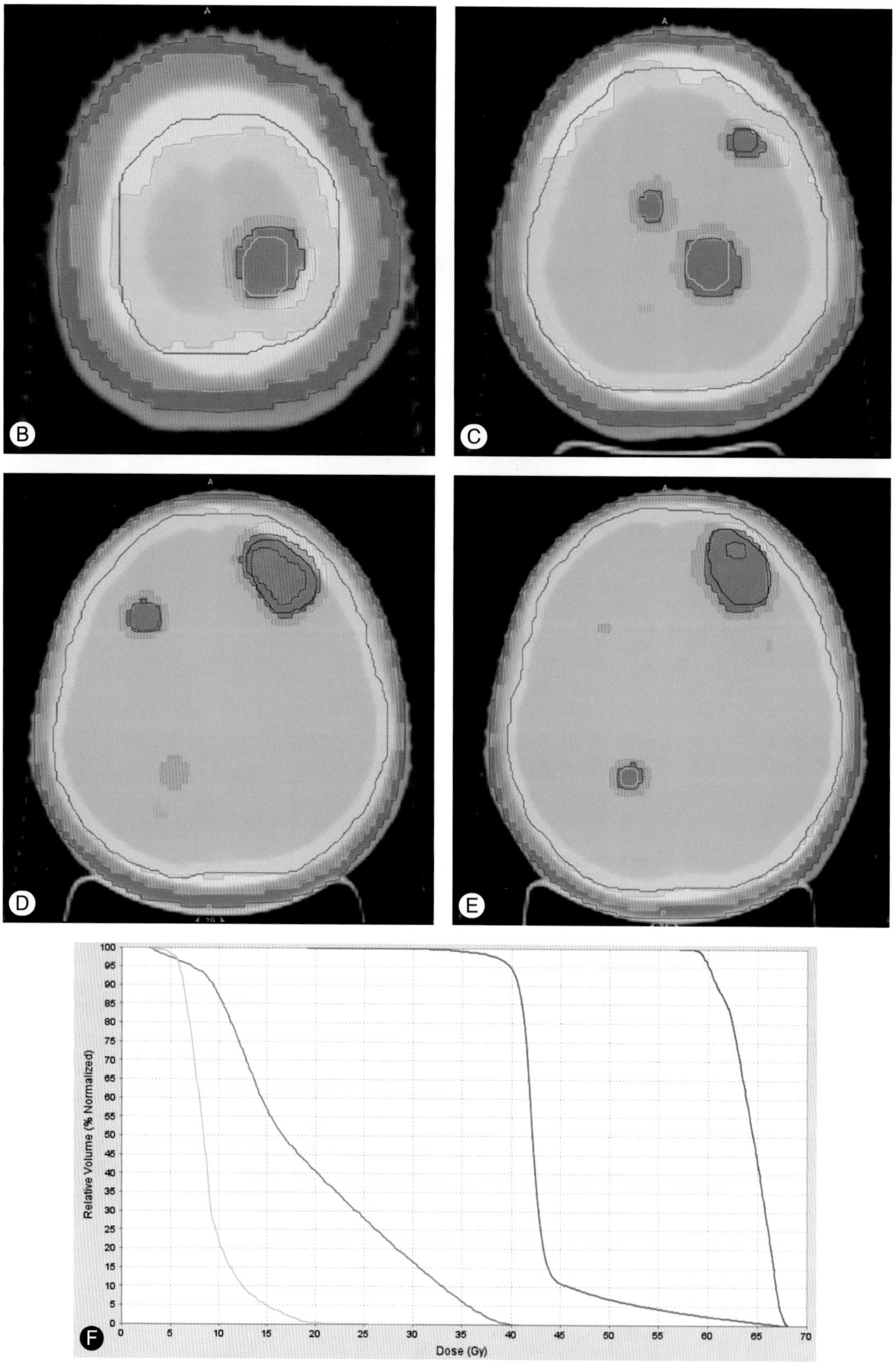

图 1-1-24　安某二程 TOMO 治疗剂量曲线、DVH 图

注：DVH 图中红色为 GTV-all，粉色为全脑，森林绿为脑干，浅绿为小脑限量区

【治疗结果】

多发病灶控制良好，TOMO 治疗后 4 个月行小脑残存病灶 X 刀补量，P2-GTV 体积 4.6cm^3，剂量：15Gy/3Gy/5f（图 1-1-25）。治疗后生存 22 个月，最终死于肿瘤颅外进展。

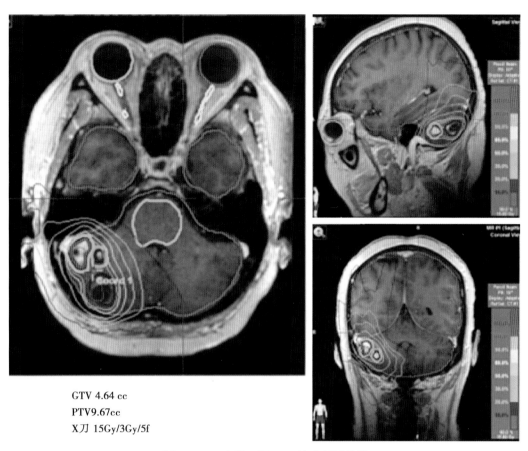

GTV 4.64 cc
PTV9.67cc
X刀　15Gy/3Gy/5f

图 1-1-25　安某三程 SRT 治疗剂量曲线

案例 7　大体积囊性脑转移瘤 TOMO 治疗

【病例特点】

刘某,46 岁,男性,头痛起病,2017 年 1 月先发现脑转移后确诊肺低分化腺癌。共 3 个脑转移瘤病灶,体积分别为 14.9cm³、54.5cm³ 和 0.2cm³,大体积转移瘤为囊性,分别位于左额叶和右枕叶(图 1-1-26)。

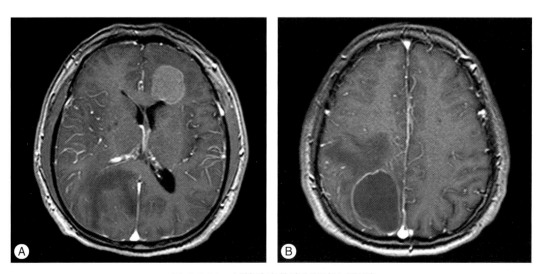

图 1-1-26　刘某放疗前脑 MRI(T₁ 增强)

【治疗方案】

行 TOMO 技术放疗,单纯针对脑转移灶。处方剂量:95%GTV1-3 52.5Gy/3.5Gy/15f,疗中未复查 MRI(图 1-1-27)。

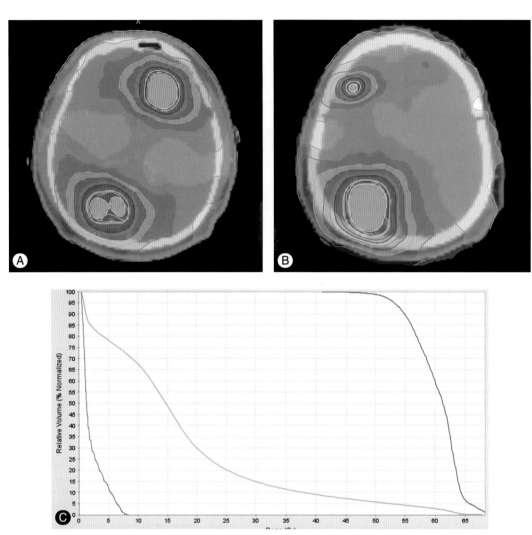

图 1-1-27 刘某 TOMO 治疗剂量曲线、DVH 图
注:DVH 图中红色为 GTV-all,绿色为全脑,森林绿为脑干

【治疗结果】

治疗后 3 个月复查肿瘤体积明显缩小,后定期复查控制良好。2019 年 1 月随访治疗病灶未复发,未出现新发病灶(图 1-1-28~图 1-1-30)。

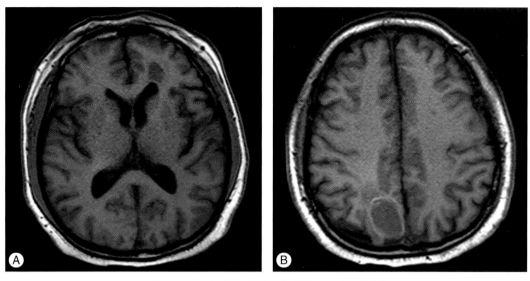

图 1-1-28 刘某治疗后 3 个月脑 MRI(T₁ 增强)

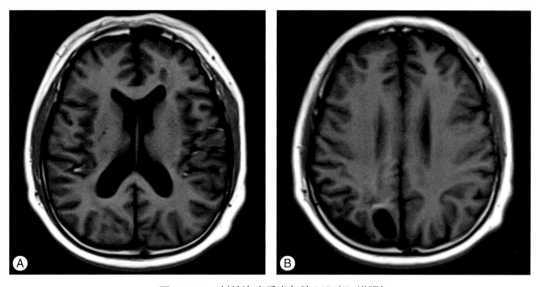

图 1-1-29 刘某治疗后半年脑 MRI(T₁ 增强)

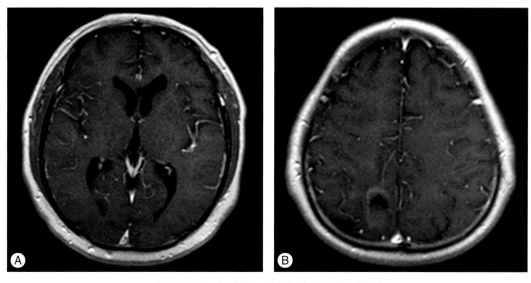

图 1-1-30 刘某治疗后 1 年脑 MRI(T₁ 增强)

案例 8 大体积脑转移 TOMO 治疗同步推量

【病例特点】

董某,40 岁,女性,乳腺癌术后,放化疗后,曲妥珠单抗(赫赛汀)治疗后。2017 年 7 月诊断脑转移,2 个病灶,GTV1 体积 5.4cm³,GTV2 体积 12.7cm³(图 1-1-31)。

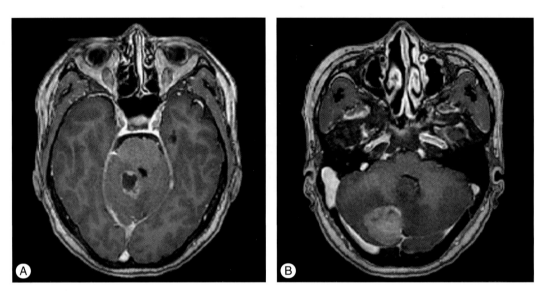

图 1-1-31 董某治疗前脑 MRI(T₁增强)

【治疗方案】

行 TOMO 技术放疗,只针对转移病灶。处方剂量 95%GTV1-2 45Gy/3Gy/15f,95%Boost1-2 60Gy/4Gy/15f(图 1-1-32)。

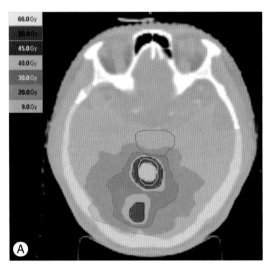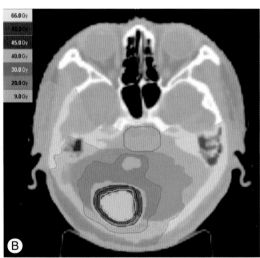

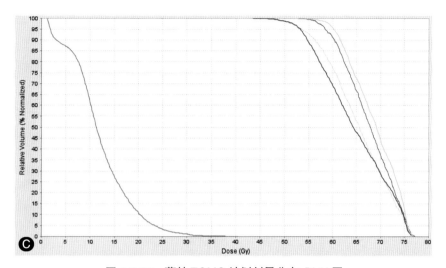

图 1-1-32　董某 TOMO 计划剂量分布、DVH 图

注:DVH 图中黄色为 GTV1,紫色为 Boost1,红色为 GTV2,浅蓝色为 Boost2,森林绿为脑干

【治疗结果】

治疗后 2 个月病灶体积明显缩小(图 1-1-33),达到长期局部控制效果,2019 年 1 月随访存活 (图 1-1-34,图 1-1-35)。

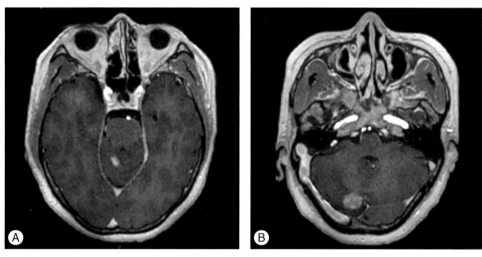

图 1-1-33　董某放疗后 2 个月脑 MRI

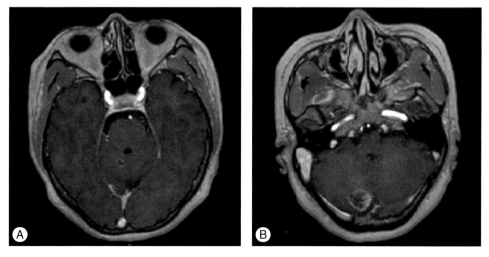

图 1-1-34　董某放疗后半年脑 MRI

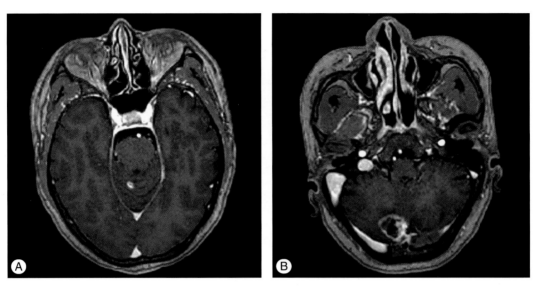

图 1-1-35　董某放疗后 11 个月脑 MRI

案例 9　功能区大体积脑转移 VMAT 治疗同步推量

【病例特点】

周某,66 岁,女性,右肺腺癌骨转移、肺转移、脑多发转移,行靶向治疗及全脑放疗 30Gy/3Gy/10f,2016 年 7 月(全脑放疗后 9 个月)出现右侧基底节区 2 个病灶,GTV1 体积 6.3cm³,GTV2 体积 0.05cm³(图 1-1-36)。

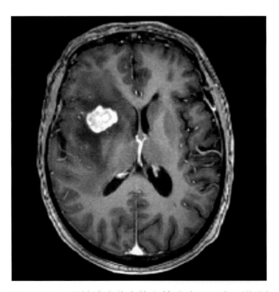

图 1-1-36　周某放疗前大体积转移瘤 MRI(T₁ 增强)

【治疗方案】

大体积病灶行 VMAT 技术放疗,剂量给在 GTV 上。处方剂量 95%GTV1 52.5Gy/3.5Gy/15f,95%Boost1 60Gy/4Gy/15f(图 1-1-37)。

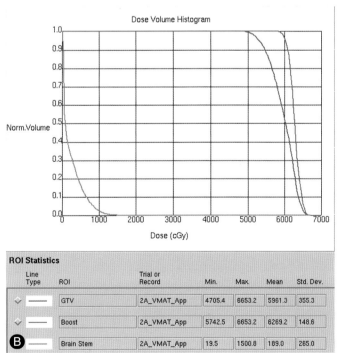

图 1-1-37　周某 VMAT 计划剂量曲线、DVH 图

【治疗结果】

治疗中复查肿瘤体积无明显缩小,继续原计划治疗。治疗后 2 个月病灶疗效评价部分缓解(PR)

（图 1-1-38），2019 年 1 月随访病灶稳定，颅内无新发灶，未出现脑坏死（图 1-1-39）。

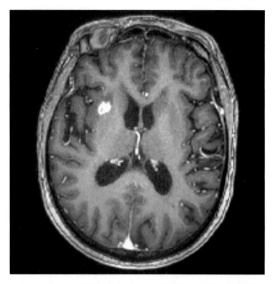

图 1-1-38　周某放疗后 2 个月脑 MRI（T₁增强）

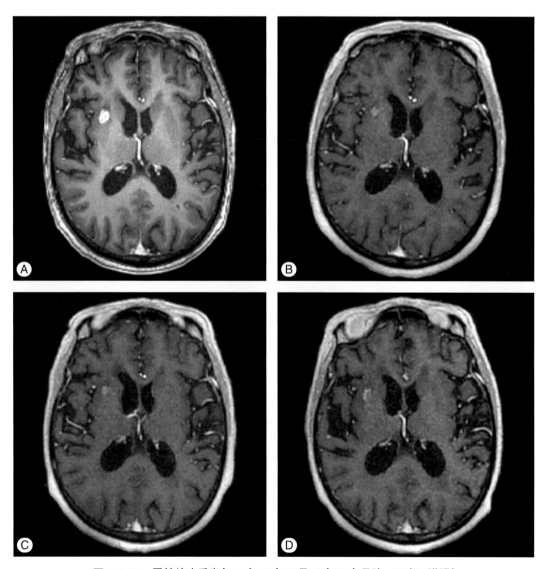

图 1-1-39　周某放疗后半年、1 年、1 年 9 月、2 年 2 个月脑 MRI（T₁增强）

案例 10 大体积脑转移瘤 VMAT 大分割治疗

【病例特点】

彭某,55岁,男性,肝内中分化胆管细胞癌,行肝部分切除术,术后未行放化疗。术后出现肝、肺多发转移,行化疗、免疫治疗,左肺下叶转移灶放疗。1个月前患者偶有轻度头晕、反应略迟钝,行增强脑MRI示:左侧额叶4.2cm×3.7cm转移瘤,内部可见液-液平面,周边可见水肿区(图1-1-40)。

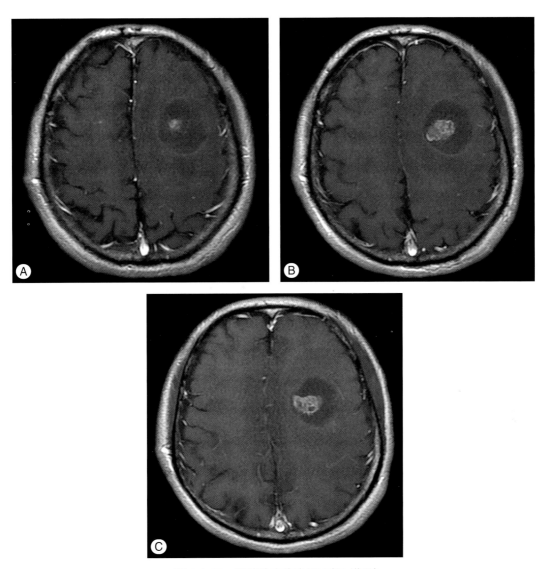

图 1-1-40 彭某放疗前脑 MRI（T_1增强）

【治疗方案】

予右侧额叶转移灶 VMAT 大分割放疗,GTV 41.2cm³,Boost 5.4cm³,处方剂量:95%Boost 64.5Gy/4.3Gy/15f,95% PTV 52.5Gy/3.5Gy/15f,执行10次。

【治疗结果】

放疗10次后行增强脑MRI检查,左额叶病灶较治疗前体积缩小(图1-1-41)。

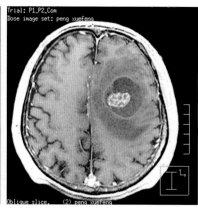
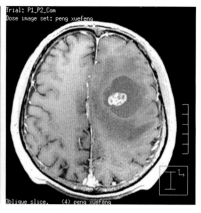

图 1-1-41　彭某治疗前、中 MRI 对比

注：由左至右分别为治疗前 CT、治疗前 MRI、治疗中 MRI

【二程缩野治疗】

予以左额叶二程缩野放疗，重新定位勾画靶区，P2-GTV 39.1cm³，P2-Boost 3.3cm³，处方剂量：VMAT 95%Boost 21.5Gy/4.3Gy/5f，95%PTV 17.5Gy/3.5Gy/5f（图 1-1-42）。

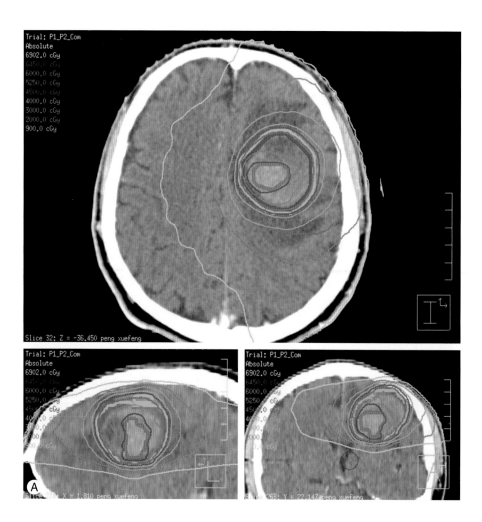

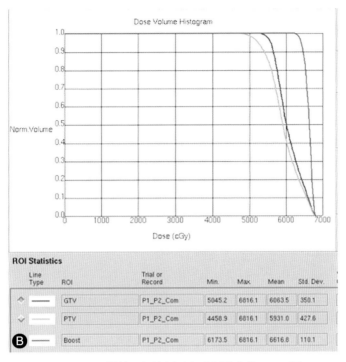

图 1-1-42　彭某两程计划融合后剂量曲线、DVH 图

【治疗结果】

二程治疗后 3 个月复查增强脑 MRI 示：左侧额叶转移瘤较前缩小，约 2.6cm × 2.2cm × 1.8cm，体积 9.3cm³，增强扫描无明显强化，周围水肿范围较前明显缩小，倾向为治疗后改变（图 1-1-43）。

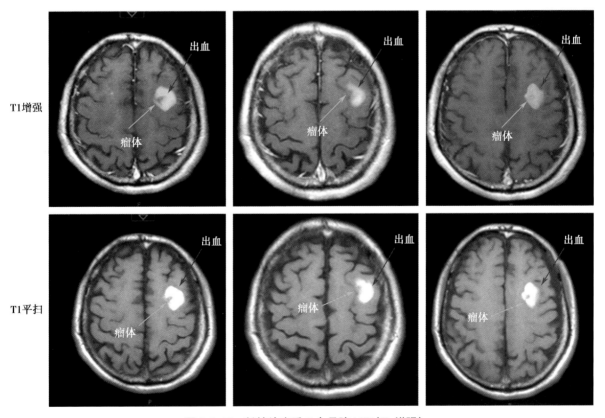

图 1-1-43　彭某放疗后 3 个月脑 MRI（T_1 增强）

案例 11 大体积脑转移瘤 VMAT 大分割治疗

【病例特点】

李某,52 岁,男性,左肺下叶低分化腺癌,左肺门及纵隔淋巴结转移,椎体转移,化疗 6 周期后放疗。2017 年 10 月查增强脑 MRI 发现:左额叶囊实性结节,最大截面约 2.0cm×2.2cm(图 1-1-44)。

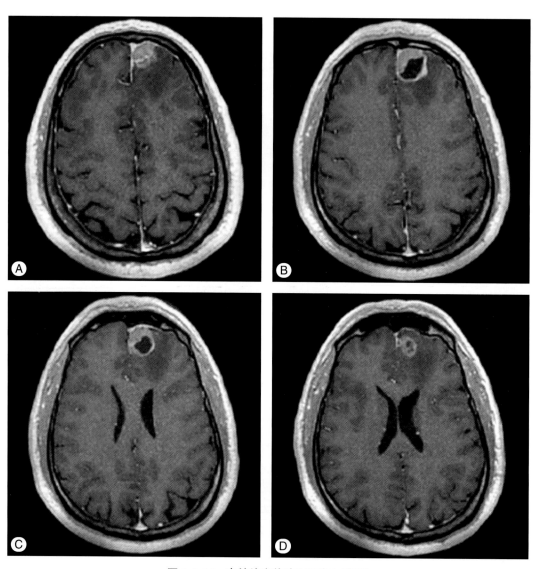

图 1-1-44 李某放疗前脑 MRI(T_1 增强)

【治疗方案】

予左侧额叶转移灶 VMAT 大分割放疗,GTV 10.1cm³,Boost 2.8cm³,处方剂量:95%PTV 52.5Gy/3.5Gy/15f,95%Boost 60Gy/4Gy/15f,执行 10 次(图 1-1-45)。

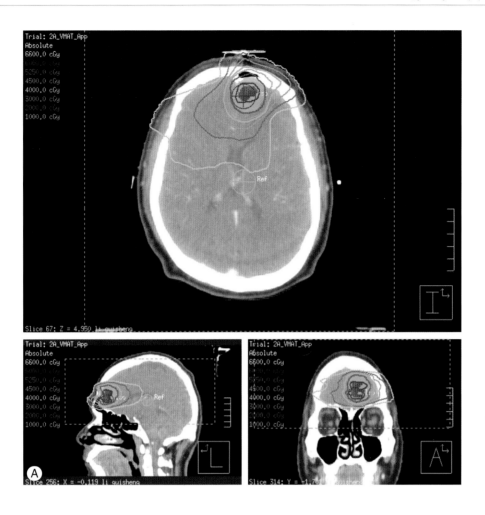

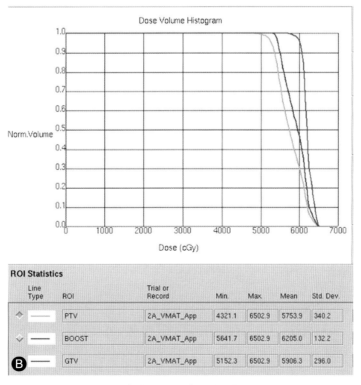

图 1-1-45 李某 VMAT 计划剂量曲线、DVH 图

【治疗结果】

放疗 10 次后行增强脑 MRI 检查,融合计划后示右额叶病灶较治疗前无明显变化,继续当前放疗方案。头部放疗 1 年后复查增强脑 MRI 示:左额叶病灶较前缩小,现约 1.4cm×1.3cm,呈放疗后改变(图 1-1-46)。

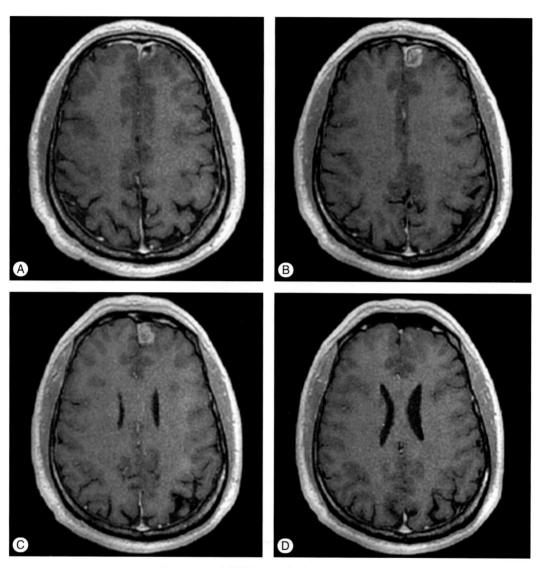

图 1-1-46 李某放疗后 1 年脑 MRI(T₁ 增强)

案例 12 大体积脑转移瘤 VMAT 大分割治疗

【病例特点】

赵某,81 岁,男性,左肺癌,未正规治疗。2018 年 2 月出现左手、左下肢不自主颤抖。增强脑 MRI 示:右侧顶叶可见不均匀强化肿物,大小约 3.6cm×2.9cm,倾向转移,考虑上述症状为肺癌脑转移水肿引起的癫痫发作(图 1-1-47)。

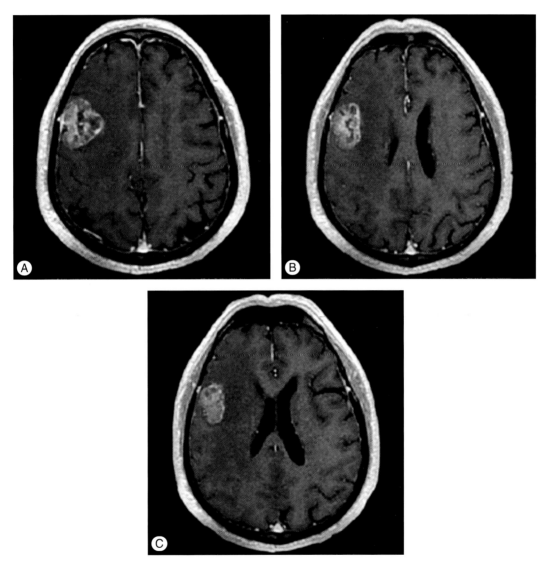

图 1-1-47　赵某放疗前脑 MRI（T_1 增强）

【治疗方案】

予右顶叶转移灶 VMAT 大分割放疗，GTV 20.4cm³，Boost 14.0cm³，处方剂量：95%Boost 60Gy/4Gy/15f，95%GTV 52.5Gy/3.5Gy/15f，95%PTV 45Gy/3Gy/15f，执行 10 次。

【治疗结果】

放疗 10 次后行增强脑 MRI 检查，右顶叶病灶较疗前体积缩小，大小约 2.9cm×2.8cm（图 1-1-48）。

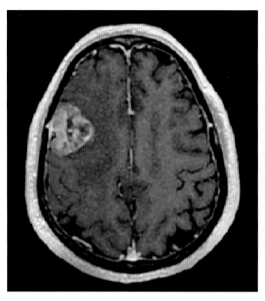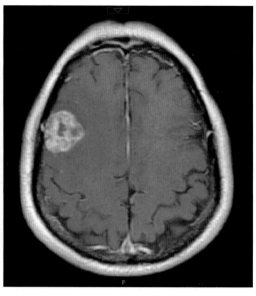

图 1-1-48　赵某治疗前、治疗中 MRI 对比

【二程治疗】

予以右顶叶二程缩野放疗,重新定位勾画靶区,P2-GTV 11.2cm^3,P2-Boost 6.4cm^3,处方剂量:VMAT 95%P2-Boost 20Gy/4Gy/5f,P2-GTV 17.5Gy/3.5Gy/5f,P2-PTV 15Gy/3Gy/5f(图 1-1-49)。

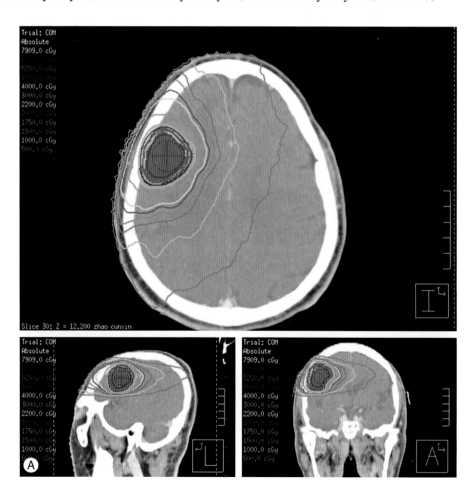

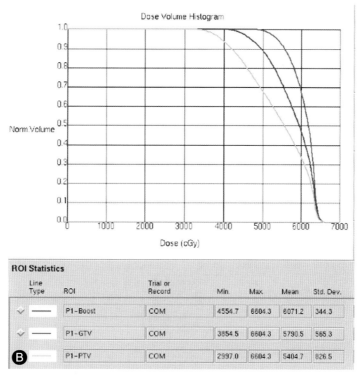

图 1-1-49　赵某两程计划融合剂量曲线、DVH 图

【治疗结果】

治疗后 5 个月复查增强脑 MRI 示：右侧额顶叶转移瘤较前缩小，约 1.4cm × 1.4cm，病变周围水肿带范围较前明显缩小，增强扫描强化程度较前减低（图 1-1-50）。

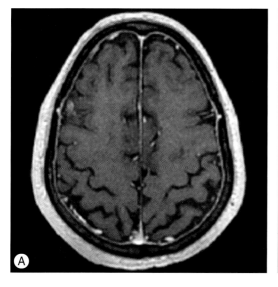
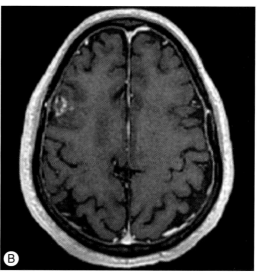

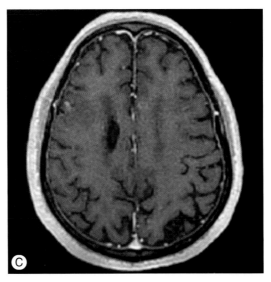

图 1-1-50 赵某放疗后 5 个月脑 MRI（T₁ 增强）

案例 13 大体积脑转移瘤 VMAT 大分割治疗

【病例特点】

张某,53 岁,男性,左肺下叶腺癌,左肺中下叶切除＋纵隔淋巴结清扫术后,分期:pT1aN0M0 ⅠA 期。术后未行放化疗。2017 年 9 月出现左颞部偏头痛,伴头晕、恶心、耳鸣,双侧听力下降,增强脑 MRI 示:左侧枕叶 4.2cm×4.0cm×3.4cm 转移瘤,中线结构稍右移（图 1-1-51）。

【治疗方案】

予左侧枕叶转移灶 VMAT 大分割放疗,GTV 31.4cm³,Boost 9.0cm³,处方剂量:90%Boost 60Gy/4Gy/15f,90%GTV 52.5Gy/3.5Gy/15f,90%PTV 45Gy/3Gy/15f,执行 10 次。

【治疗结果】

10 次后行增强脑 MRI 检查,右额叶病灶较治疗前略饱满,现约 4.4cm×4.3cm×3.4cm。考虑病变变化不大,但实性区信号较前减低。继续原计划放疗（图 1-1-52）。

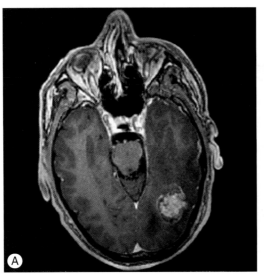
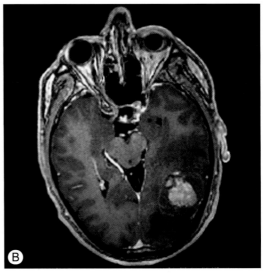

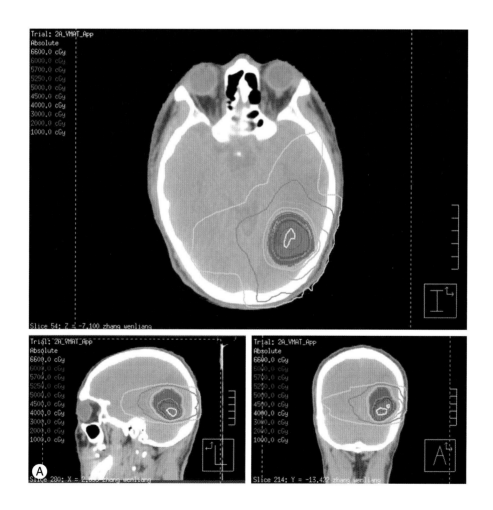

图 1-1-51 张某放疗前脑 MRI（T_1增强）

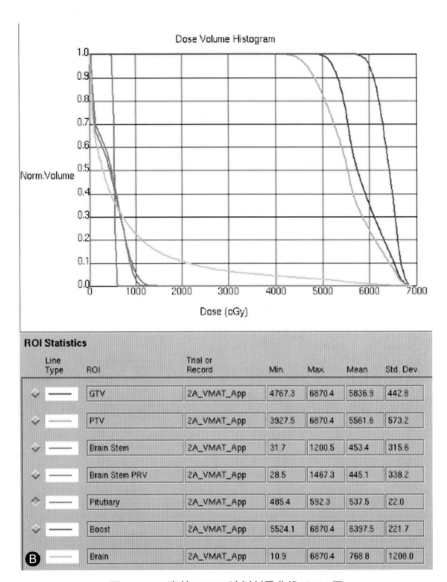

图 1-1-52 张某 VMAT 计划剂量曲线、DVH 图

【治疗结果】

脑部放疗后 5 个月复查增强脑 MRI 示：左侧枕叶转移瘤较前缩小，约 1.8cm×1.9cm，病变周围脑水肿较前明显减轻，左侧脑室受压解除（图 1-1-53）。

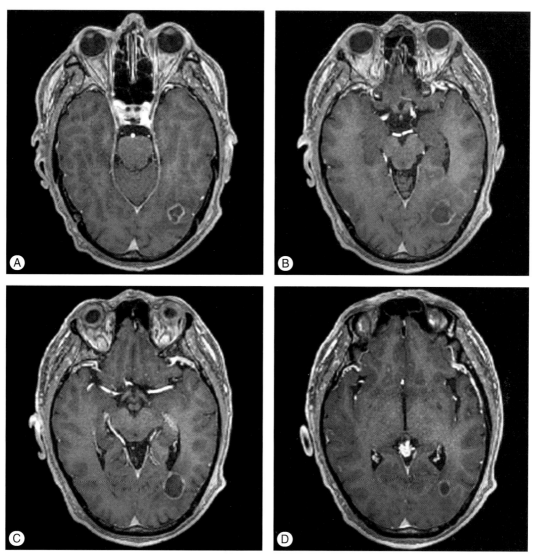

图 1-1-53 张某放疗后 5 个月脑 MRI(T₁ 增强)

三、多发脑转移瘤

目前国际上对多发脑转移瘤的数量定义尚无定论,且越来越多的证据显示脑转移瘤总体积比个数更能预测 SRS 治疗后的生存期。而由于全脑放疗(WBRT)对神经认知功能的影响,其在多发脑转移瘤治疗上的地位正逐渐发生变化。NCCN 指南将 1~3 个脑转移瘤定义为寡转移,对于 >3 个脑转移瘤患者,如一般情况较好且总体积较小,可考虑 SRS 治疗,其余推荐接受 WBRT。

中国医学科学院肿瘤医院亦推荐对于肿瘤总体积小,一般情况好,且可密切随诊的患者尽可能推迟 WBRT 的介入,留作挽救治疗。随着放疗技术的不断进步,尤其是 TOMO 治疗的开展,可实现数十个甚至上百个脑转移瘤的同步治疗,在减少总治疗时间的同时不增加中枢神经系统毒性,并且达到良好的颅内控制。另外该技术也可实现 WBRT 加病灶局部推量,同时限制海马、脑干等重要结构的剂量,保护患者的神经认知功能。推荐处方剂量为:95% GTV 60Gy/3Gy/20f,95% PTVbrain 40Gy/2Gy/20f。对于多发伴大体积转移瘤的患者,可参照大体积转移瘤靶区勾画原则,内收形成 Boost 区,同步推量至 66Gy/3.3Gy/20f。另外,在治疗至 13~15 次时也须复查脑 MRI,如病灶缩小则重新勾画靶区、制订二程计划。

案例14 多发转移瘤单中心 VMAT 治疗

【病例特点】

张某,56岁,女性,肺腺癌肝转移化疗后,脑转移单发转移灶靶向治疗后,SRT治疗后4个月(2017年9月)出现新发转移灶。脑 MRI 示左额叶、右小脑转移瘤,大者约 1.2cm×1.0cm(图 1-1-54)。患者无明显症状。

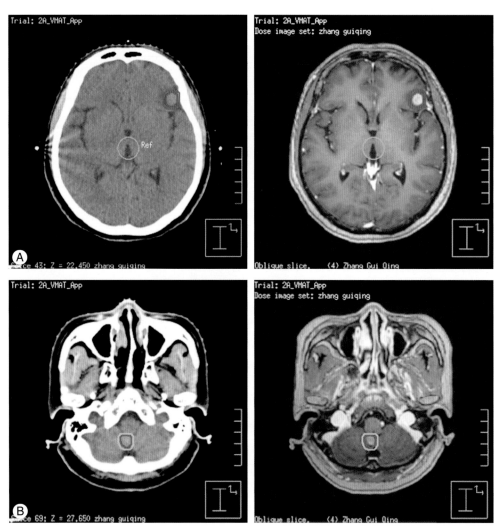

图 1-1-54 张某放疗前定位 CT、定位 MRI(T_1 增强)

【治疗方案】

行 VMAT 技术放疗,采用单中心制订计划。处方剂量:95% PTV1、2 52Gy/4Gy/13f(图 1-1-55)。

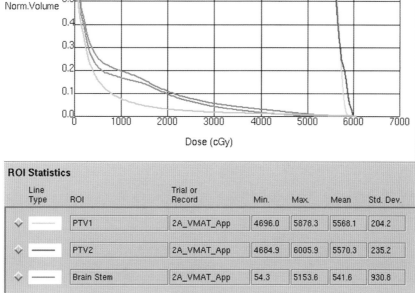

图 1-1-55 张某 VMAT 治疗剂量曲线、DVH 图

【治疗结果】

放疗后 2 个月余复查脑 MRI，两个病灶体积明显缩小，治疗后半年、1 年半复查维持稳定(图 1-1-56)。

1

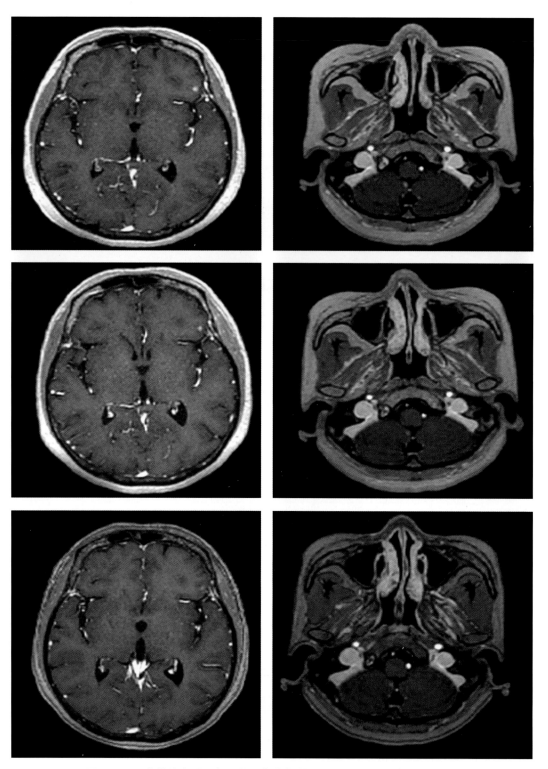

图 1-1-56　张某放疗后 2 个月(行 1)、半年(行 2)、1 年半(行 3)复查脑 MRI

案例 15　多发转移瘤 VMAT 治疗

【病例特点】

王某,33 岁,女性,右肺腺癌多发转移化疗、靶向治疗后进展,出现多发脑转移瘤,且未控。共 4 个转移灶,体积分别为 $4.8cm^3$、$1.6cm^3$、$1.8cm^3$、$0.7cm^3$(图 1-1-57)。

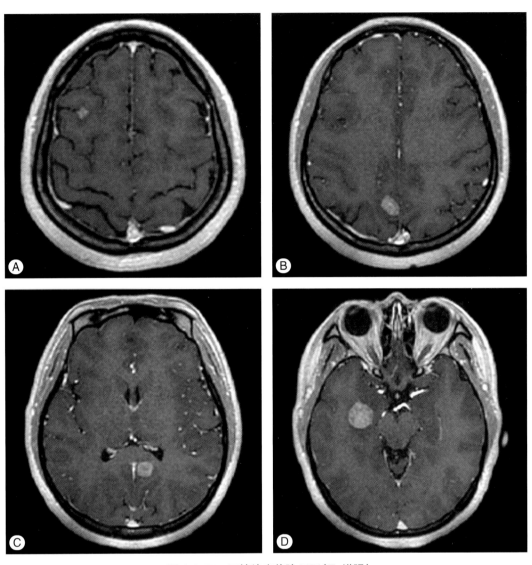

图 1-1-57　王某放疗前脑 MRI（T₁ 增强）

【治疗方案】

采用 VMAT 技术，全脑 + 病灶同步推量，并对较大体积病灶进行同步缩野加量。95% PTVbrain 40Gy/2Gy/20f，95% GTV 1-4 60Gy/3Gy/20f，95% GTV1-boost 70Gy/3.5Gy/20f。同步口服替莫唑胺（图 1-1-58）。

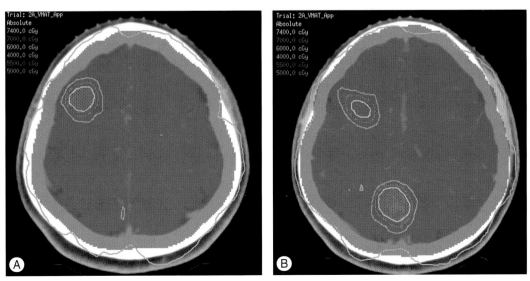

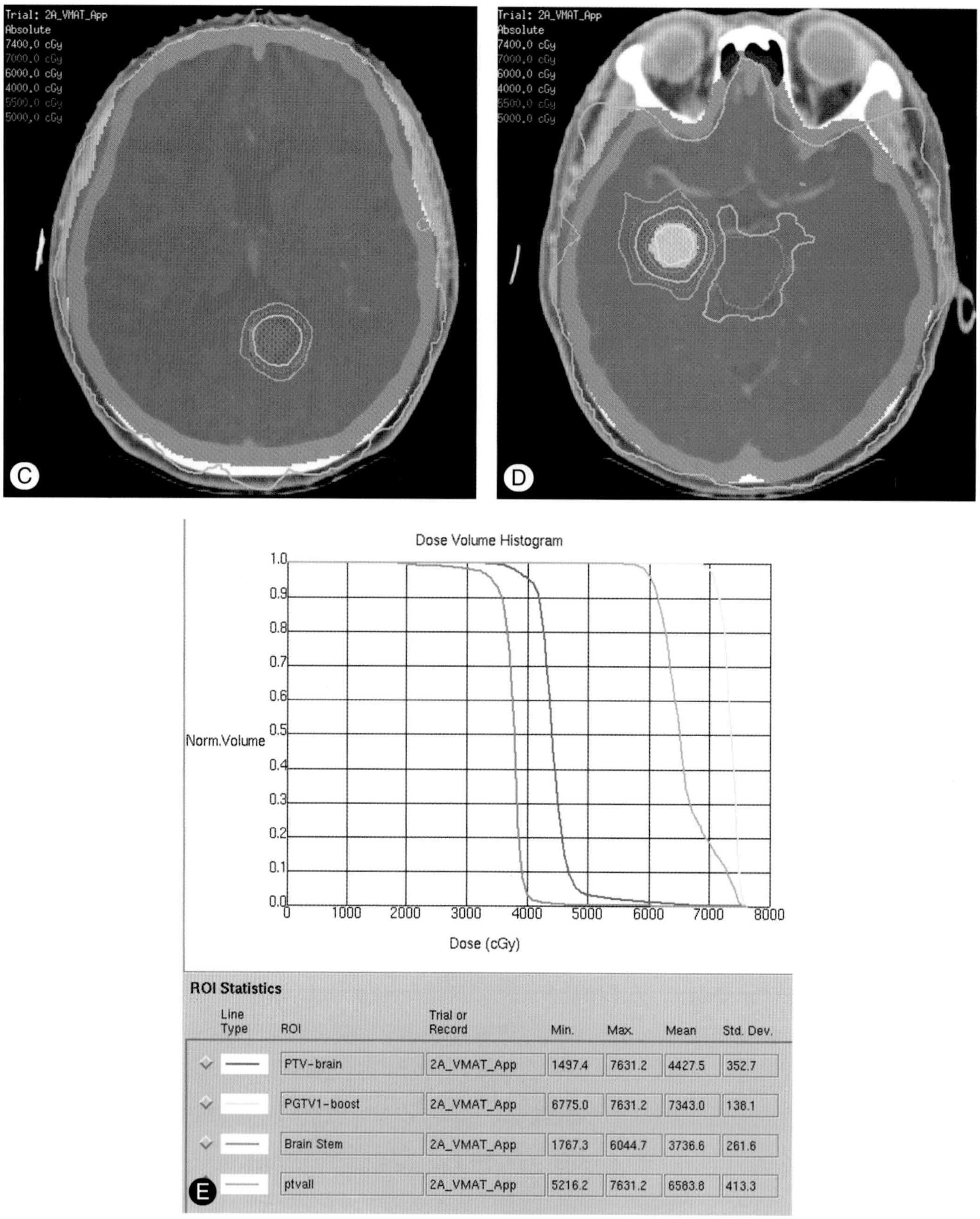

Line Type	ROI	Trial or Record	Min.	Max.	Mean	Std. Dev.
	PTV-brain	2A_VMAT_App	1497.4	7631.2	4427.5	352.7
	PGTV1-boost	2A_VMAT_App	6775.0	7631.2	7343.0	138.1
	Brain Stem	2A_VMAT_App	1767.3	6044.7	3736.6	261.6
	ptvall	2A_VMAT_App	5216.2	7631.2	6583.8	413.3

图 1-1-58　**王某治疗剂量曲线、DVH 图**

【治疗结果】

治疗 13 次复查脑 MRI，病灶体积均较前缩小，体积分别缩至 $3.3cm^3$、$1.1cm^3$、$1.3cm^3$、$0.3cm^3$。重新勾画靶区后制订二程计划，并降量 1 次。治疗后 3 个月复查脑 MRI 4 个病灶近完全缓解(CR)(图 1-1-59)。

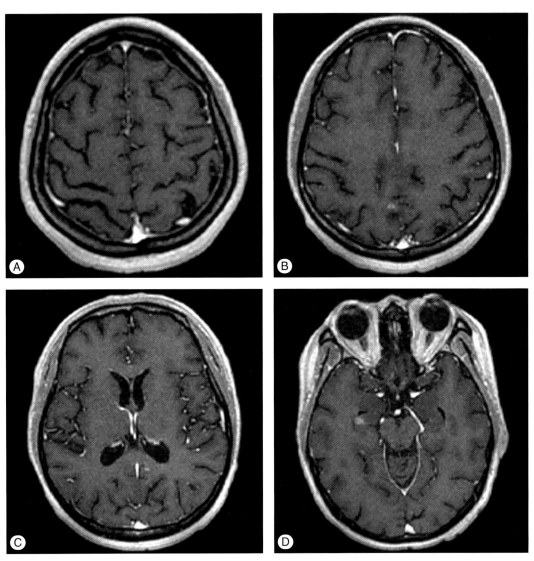

图 1-1-59　王某治疗 3 个月后复查 MRI（T₁ 增强）

案例 16　多发性脑转移瘤 TOMO 治疗

【病例特点】

张某，65 岁，男性，肺腺癌化疗后一年半，2016 年 1 月发现脑部多发囊性转移灶（图 1-1-60）。

【治疗方案】

采用 TOMO 技术，单纯行病灶放疗。GTV1、2、3 分别为左侧顶叶、右侧侧脑室旁、右侧小脑脑干后方转移瘤病灶，处方剂量：95% GTV 1、3：52Gy/4Gy/13f；95% GTV2：39Gy/3Gy/13f，同步替莫唑胺化疗。以上计划完成 11 次以后复查 MRI，融合显示脑转移瘤病灶缩小，重新勾画靶区做二程计划，处方剂量为：95% P2-GTV 1、2、3：8Gy/4Gy/2f。总结：95% GTV 1、3：52Gy/4Gy/13f；95% GTV2：41Gy/13f（图 1-1-61）。（考虑有侧脑室旁病灶小但邻近内囊处，故放疗剂量给予偏低，但加用替莫唑胺同步）

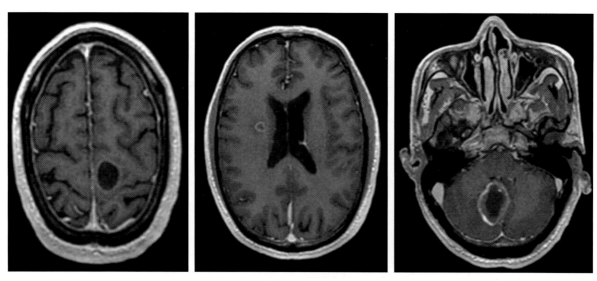

图 1-1-60 张某放疗前脑 MRI（T₁增强）

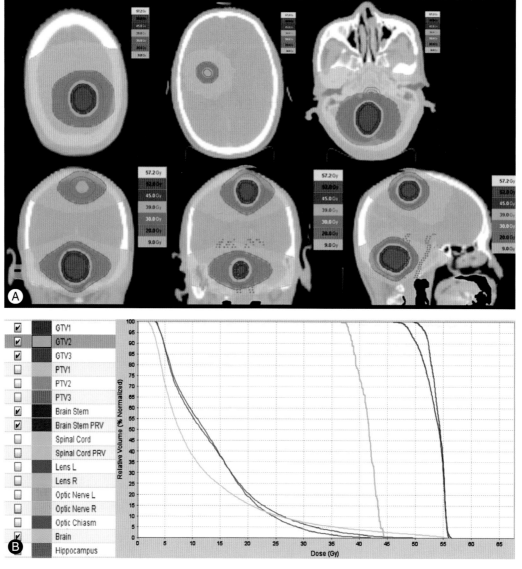

图 1-1-61 张某两程 TOMO 计划合成剂量曲线、DVH 图

【治疗结果】

同步放化疗后近 3 年,囊实性病灶均呈良好控制(图 1-1-62)。

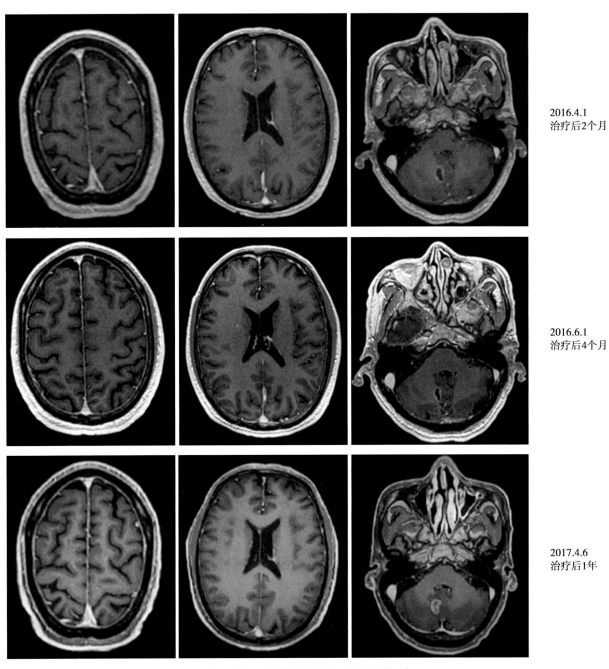

2016.4.1
治疗后2个月

2016.6.1
治疗后4个月

2017.4.6
治疗后1年

图 1-1-62　张某放疗后脑 MRI(T$_1$ 增强)

案例 17　多发转移瘤 TOMO 治疗

【病例特点】

李某,66 岁,女性,Luminal B2 型乳腺癌肺转移,改良根治术后、化疗后多发转移化疗、靶向治疗、内分泌治疗、免疫治疗后 2 个月,2017 年 2 月出现多发脑转移瘤,伴枕骨转移。有右下肢乏力、言语不利等压迫症状。共 7 个转移灶,体积分别为 0.4cm^3、14.7cm^3、0.3cm^3、8.2cm^3、44.8cm^3、0.3cm^3、24.5cm^3 (图 1-1-63)。

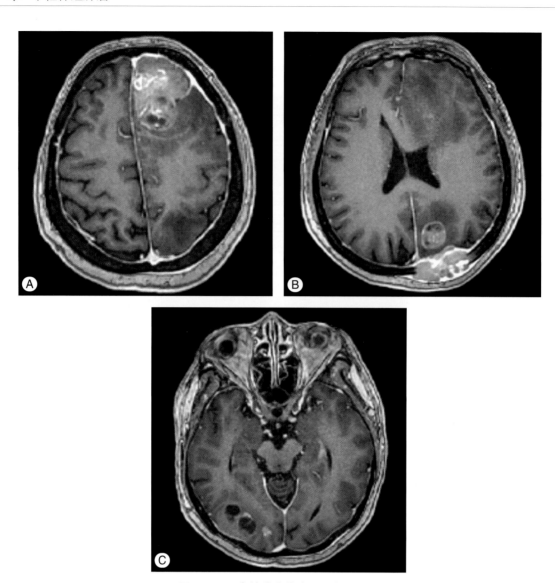

图 1-1-63　李某放疗前脑 MRI（T₁增强）

【治疗方案】

采用 TOMO 技术，全脑＋病灶同步推量，并对较大体积病灶进行同步缩野加量。95%PTVbrain 36Gy/2Gy/18f，95%GTV 1-7 54Gy/3Gy/18f，95%Boost 2、4、5、7　63Gy/3.5Gy/18f（图 1-1-64）。同步口服替莫唑胺。

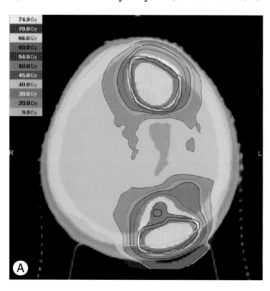

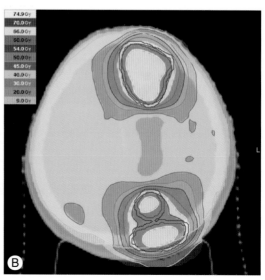

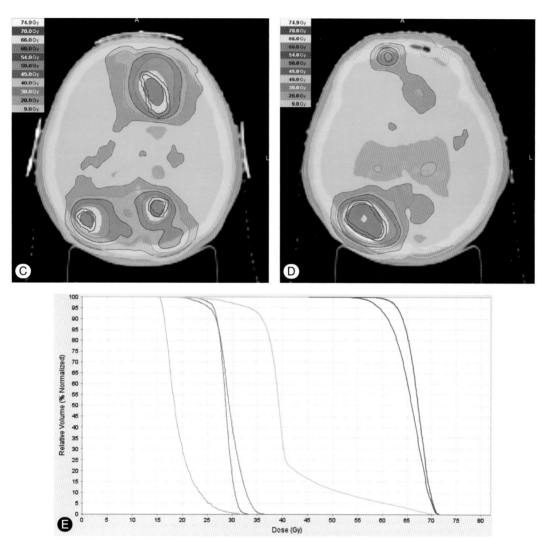

图 1-1-64 李某治疗剂量曲线、DVH 图

注：DVH 图中蓝色为 Boost，红色为 GTV，绿色为全脑，森林绿为脑干，紫色为海马

【治疗结果】

治疗 13 次复查脑 MRI，病灶体积均有所缩小，体积分别缩至 0.3cm³、14.6cm³、0.2cm³、6.6cm³、31.9cm³、0.1cm³、24.0cm³。重新勾画靶区后制订二程计划，完成剩余剂量放疗。放疗结束时运动障碍、语言障碍症状较前明显好转。疗后 2 个月复查脑 MRI 控制良好（图 1-1-65）。2019 年 1 月随访，脑部控制良好，间断输甘露醇降颅压治疗（图 1-1-66）。

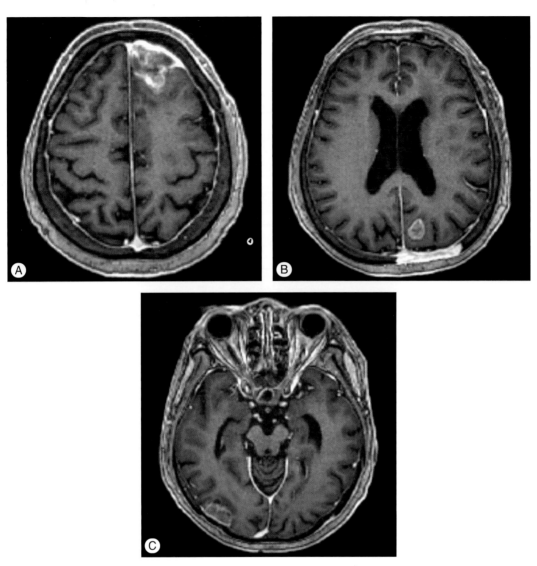

图 1-1-65 李某治疗 2 个月后复查 MRI（T$_1$ 增强）

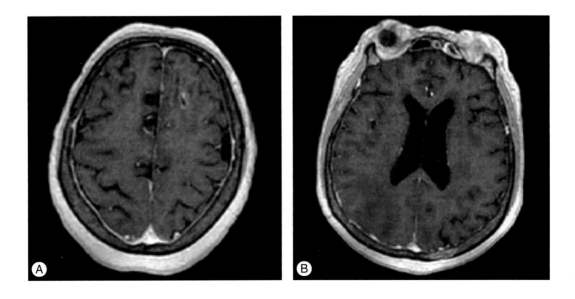

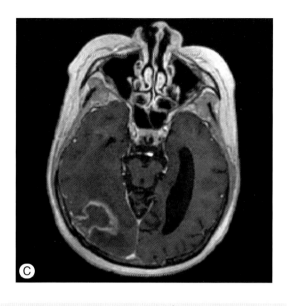

图 1-1-66 李某治疗 1 年后复查 MRI(T₁增强)

案例 18 多发性脑转移瘤 TOMO 治疗

【病例特点】

李某,37 岁,女性,乳腺癌术后,多程化疗后,多发骨、肝、淋巴结转移后,拉帕替尼靶向治疗中。2017 年 8 月复查时发现多发脑转移,共 11 个病灶,总体积 6.6cm³(图 1-1-67)。

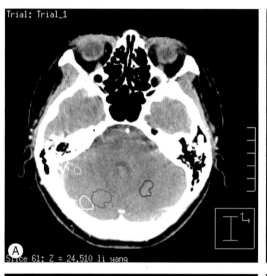

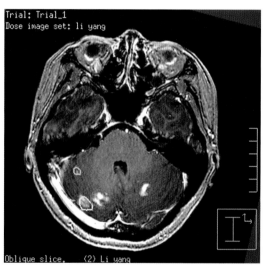

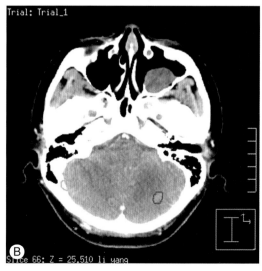

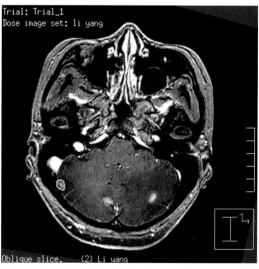

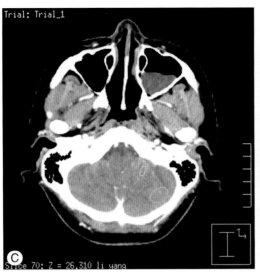
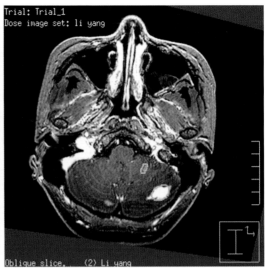

图 1-1-67　李某定位 CT、MRI

【治疗方案】

采用 TOMO 技术放疗，全脑 + 病灶同步推量。因其所有转移病灶都在小脑半球，考虑到靶区周围剂量分布，将小脑半球及病灶剂量适当降低。处方剂量设定为：95%PTV-brain 40Gy/2Gy/20f，95%PTV-cerebellum 30Gy/1.5Gy/20f，95%GTV-all 58Gy/2.9Gy/20f（图 1-1-68）。

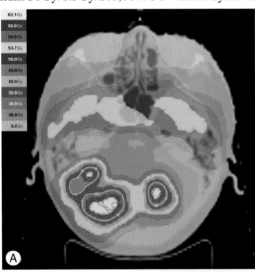
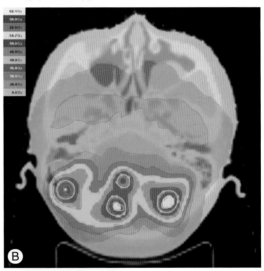

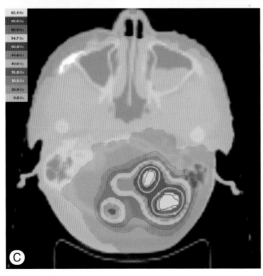

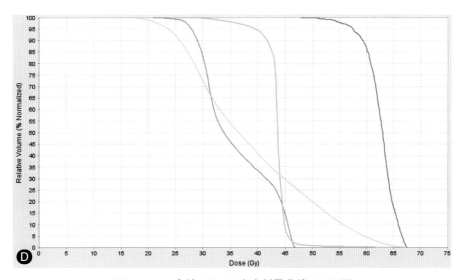

图 1-1-68　李某 TOMO 治疗剂量曲线、DVH 图

注:DVH 图中红色为 GTV-all,绿色为小脑,浅蓝色为全脑,森林绿为脑干

【治疗结果】

治疗 14 次时复查脑 MRI,小脑转移灶均较前缩小,部分病灶显示不清(图 1-1-69),但考虑其病灶均较小,继续按原计划完成放疗。治疗后半年复查 MRI 治疗病灶控制良好,几乎消失,未出现新病灶(图 1-1-70)。2019 年 1 月随访存活,颅内未进展。

I

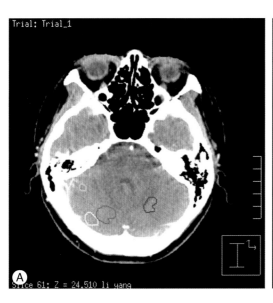 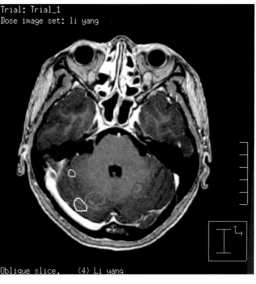

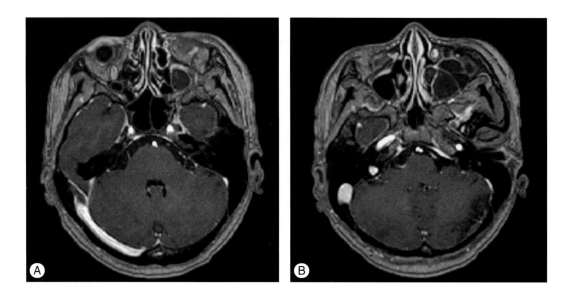

图 1-1-69　李某治疗中复查脑 MRI

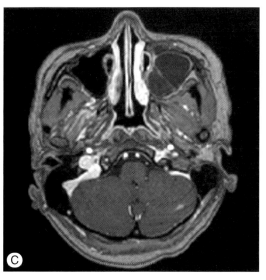

图 1-1-70 李某治疗后半年复查脑 MRI

案例 19 多发转移瘤 TOMO 治疗

【病例特点】

燕某,53 岁,男性,小细胞肺癌诱导化疗 + 同步放化疗 + 辅助化疗后疗效达到部分缓解(PR),行脑预防放疗后 1 年(2015 年 6 月)出现脑多发转移灶,共 14 个病灶(图 1-1-71)。患者症状为右侧肢体肌力下降,步态不稳。

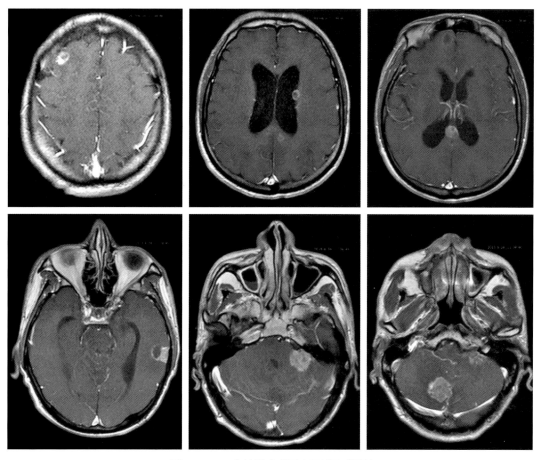

图 1-1-71 燕某放疗前脑 MRI(T₁ 增强)

【治疗方案】

行TOMO技术放疗,处方剂量:95%GTV9、10(2个大病灶)52.5Gy/3.5Gy/15f,95%GTV 1-8、11-14(12个小灶):45Gy/3Gy/15f。仅针对病灶照射(图1-1-72)。

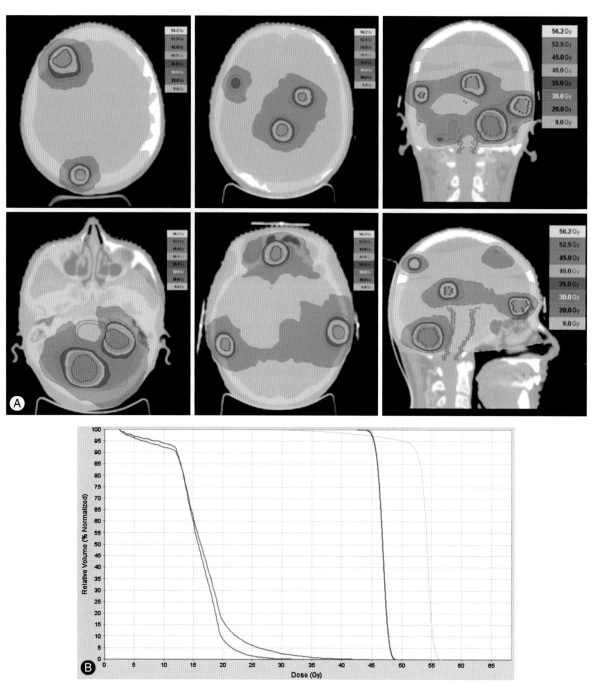

图1-1-72　燕某TOMO治疗剂量曲线、DVH图
注:DVH图中浅橘色为2个大灶GTV、蓝色为小灶GTV、森林绿为脑干、脑干PRV

【治疗结果】

治疗病灶未复发(图1-1-73),治疗后行腰椎穿刺检测脑脊液,提示有小细胞肺癌成分,行椎管内化疗。后复查先后出现多发肝转移、肺转移、骶管转移,行多程化疗。脑部放疗后8个月出现7个新发小病灶,外院行伽马刀治疗后控制良好。治疗后生存13个月,最后死于广泛多发转移。

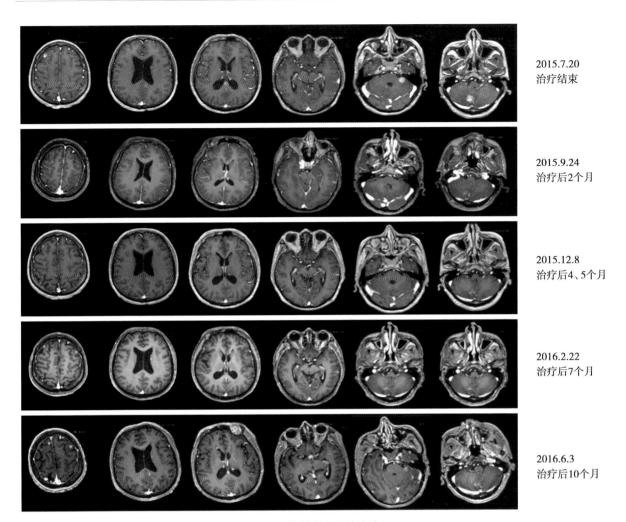

2015.7.20
治疗结束

2015.9.24
治疗后2个月

2015.12.8
治疗后4、5个月

2016.2.22
治疗后7个月

2016.6.3
治疗后10个月

图 1-1-73　燕某放疗后随诊脑 MRI

案例 20　多发性伴大病灶转移瘤 TOMO 治疗

【病例特点】

钱某，66 岁，女性，卵巢癌术后化疗后 2 年，2017 年 2 月出现脑转移，伴认知减退、活动障碍、双上肢肌力减退及明显脑膜刺激征。15 个病灶，总体积 120.3cm³（图 1-1-74）。

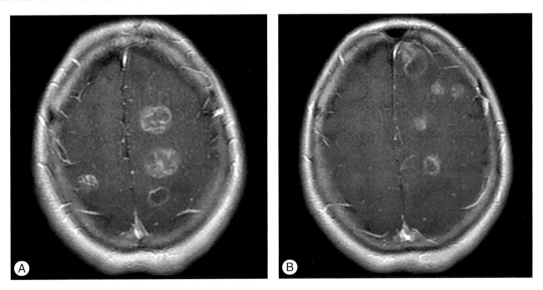

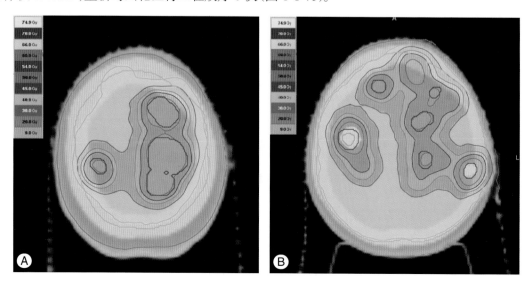

图 1-1-74 钱某放疗前脑 MRI（T$_1$增强）

【治疗方案】

行 TOMO 治疗，全脑放疗＋病灶同步推量。处方剂量：95%PTV-brain 32Gy/2Gy/16f，95%GTV 1-15 48Gy/3Gy/16f，95%Boost 5，8，11，12，14 56Gy/3.5Gy/16f。一程治疗 10 次，复查 MRI 提示病灶明显缩小，总体积 89.6cm³，重新勾画靶区行二程放疗 6 次（图 1-1-75）。

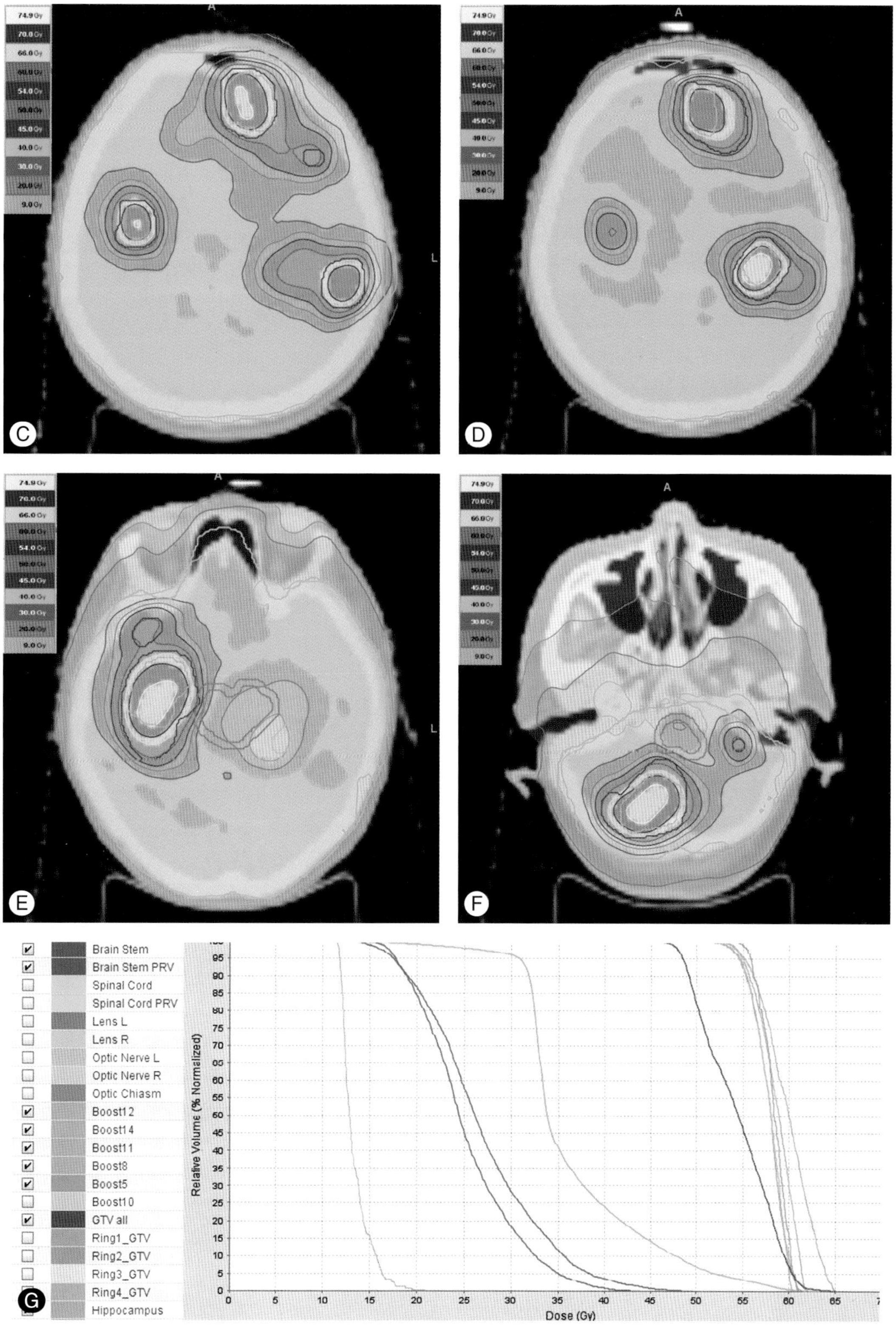

图 1-1-75 钱某两程 TOMO 计划合成剂量曲线、DVH 图

【治疗结果】

放疗后患者症状明显好转,治疗后 2 个月复查 MRI 病灶体积明显缩小,2019 年 1 月随访存活,脑部无进展,KPS 90~100 分,智力、记忆等神经认知功能基本正常(图 1-1-76~ 图 1-1-78)。

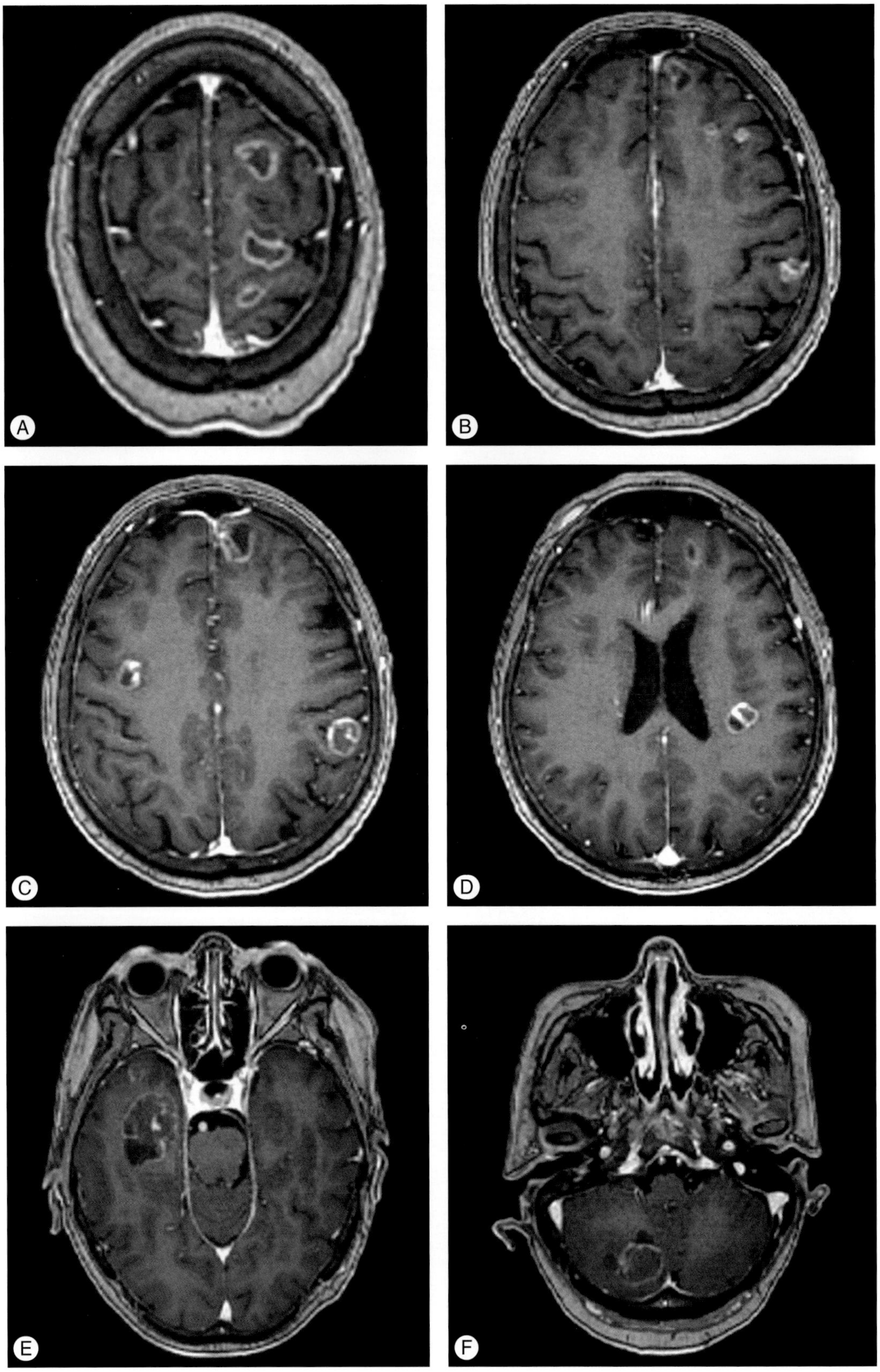

图 1-1-76 钱某放疗后 2 个月脑 MRI（T$_1$ 增强）

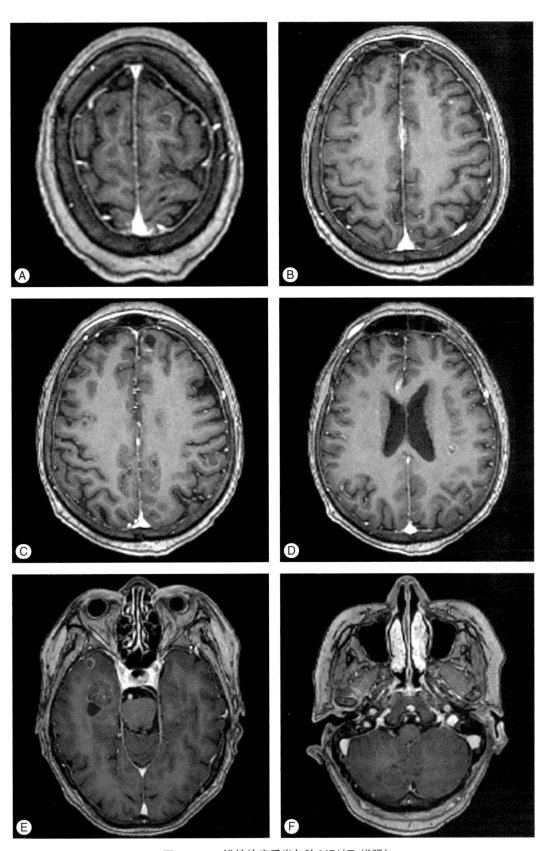

图 1-1-77 钱某放疗后半年脑 MRI（T₁增强）

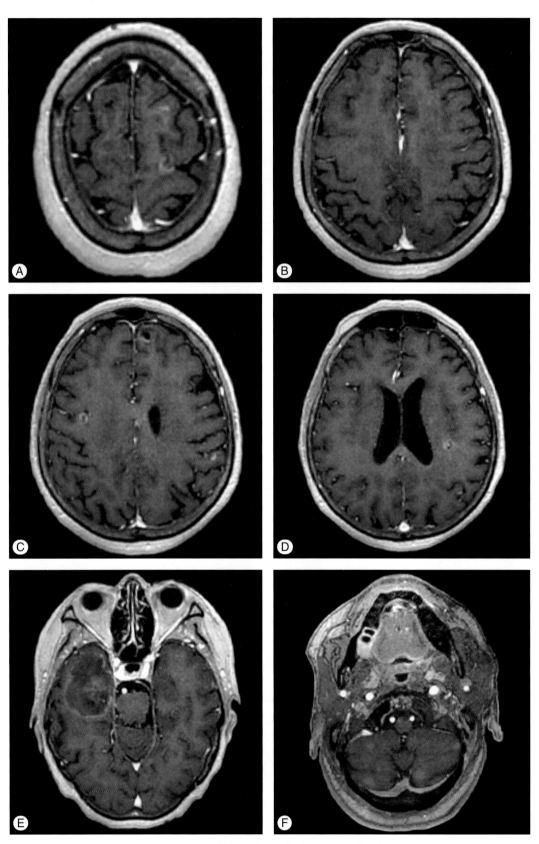

图 1-1-78 钱某放疗后 2 年脑 MRI（T$_1$ 增强）

案例 21 弥漫性转移瘤 TOMO 治疗

【病例特点】

张某,53 岁,男性,肺腺癌骨转移、脑转移靶向治疗中。2017 年 10 月颅外控制可,脑转移增多、增大,未控。患者无明显症状,全脑共 80 个病灶,总体积 28.7cm³(图 1-1-79)。

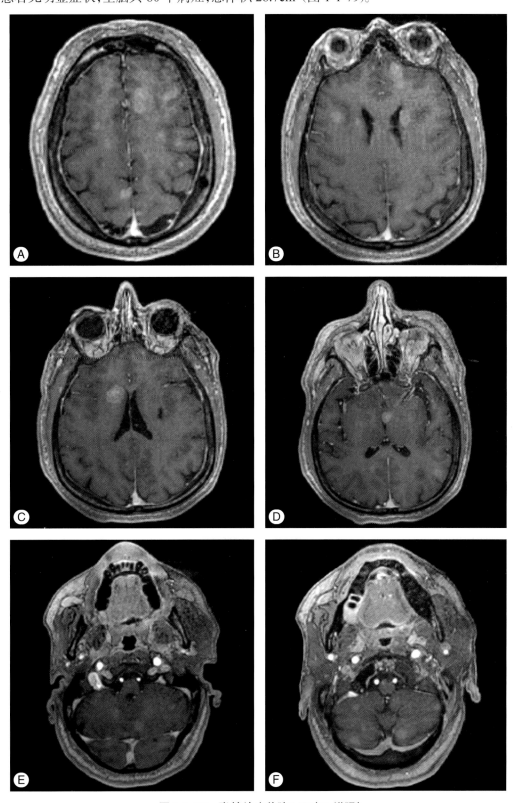

图 1-1-79 张某放疗前脑 MRI(T₁ 增强)

【治疗方案】

采用TOMO技术,全脑+病灶同步推量。初设处方剂量95%PTV-brain 40Gy/2Gy/18f,95%GTV 1-80 60Gy/3Gy/20f。因其病灶分布广泛,仅针对病灶放疗即可达到全脑预防量,故治疗8次后改为不照射全脑。放疗过程中继续口服克唑替尼靶向治疗。

【治疗结果】

总治疗次数10次后复查脑MRI发现新发病灶,新增病灶总体积为3.16cm^3。

【二程治疗】

制定二程处方剂量:95%P2-GTV1-80 30Gy/3Gy/10f,95%P2-GTVnew 35Gy/3.5Gy/10f,95%P2-GTV2(视交叉上缘病灶)24Gy/2.4Gy/10f(图1-1-80)。

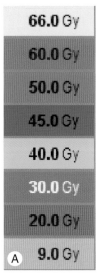
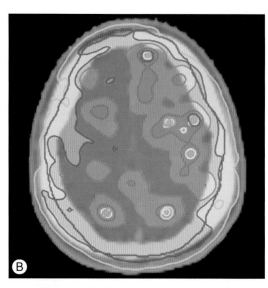
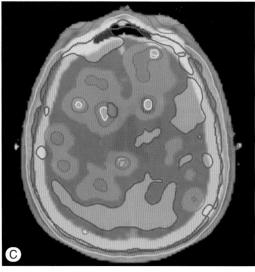
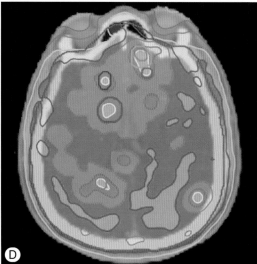

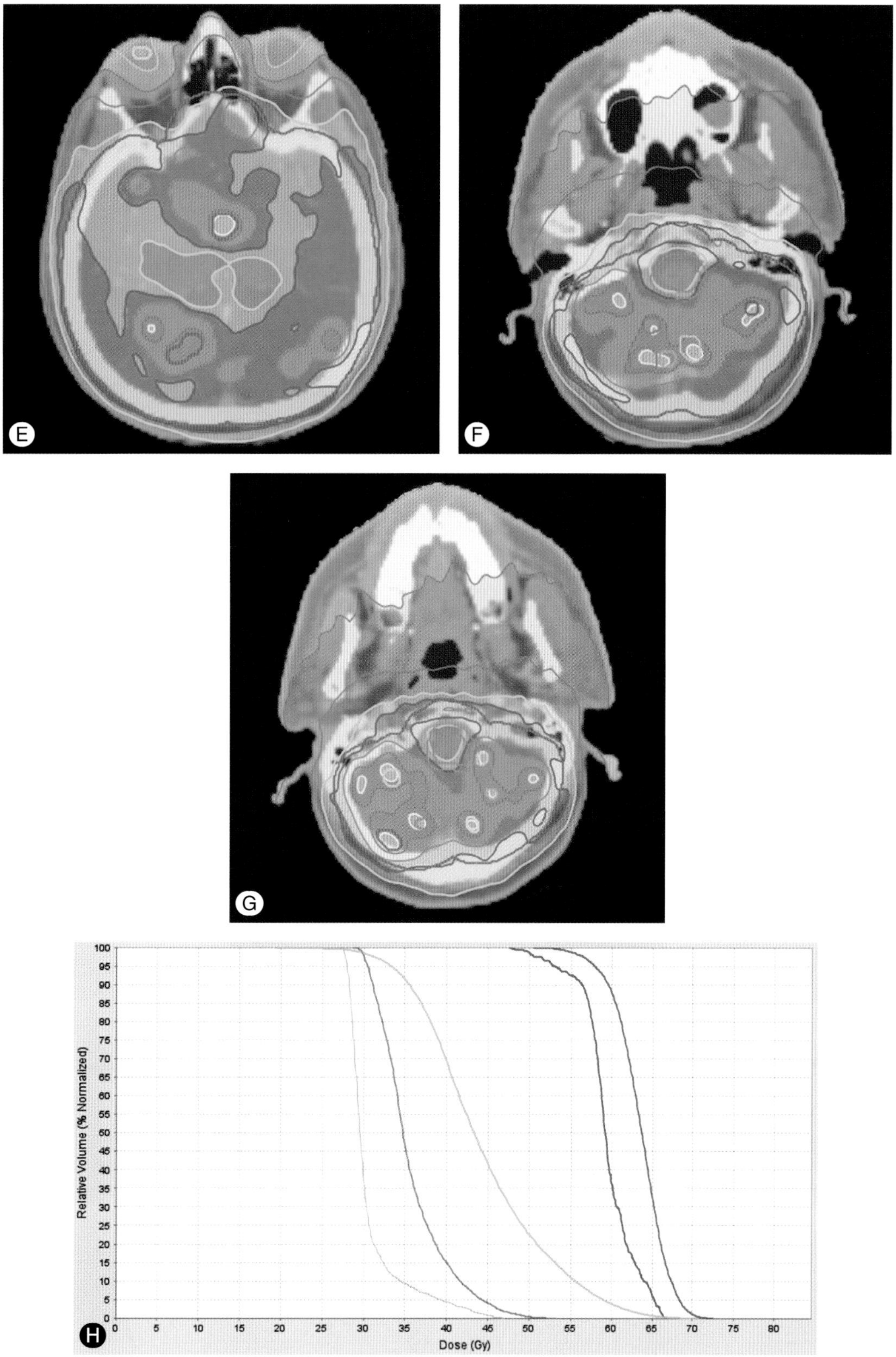

图 1-1-80　张某三程 TOMO 计划合成剂量曲线、DVH 图

注:DVH 图中红色为 80 个病灶 GTV、蓝色为新发病灶 GTV、绿色为全脑、森林绿为脑干、粉色为海马

【治疗结果】

放疗过程中及结束后无明显脑水肿症状。2019年1月随访,病灶均控制良好,未出现新发灶(图1-1-81,图1-1-82)。

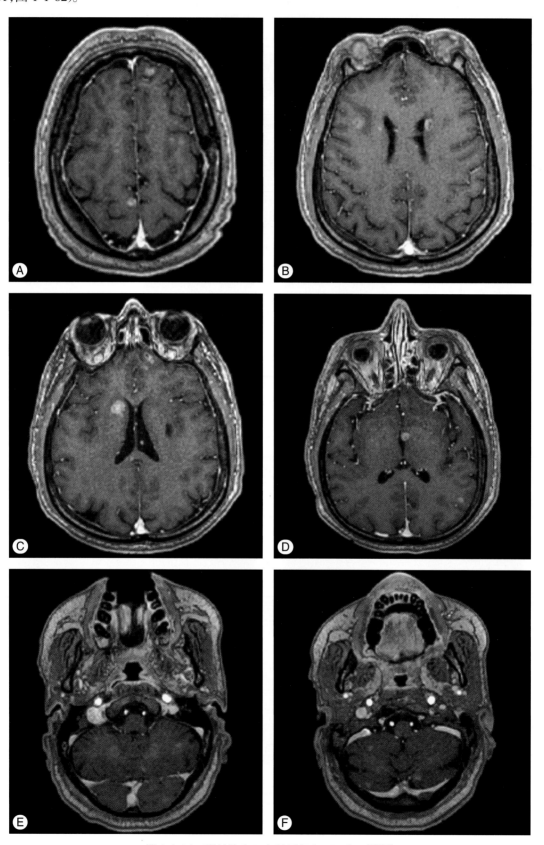

图 1-1-81　张某治疗 2 个月后复查 MRI(T₁增强)

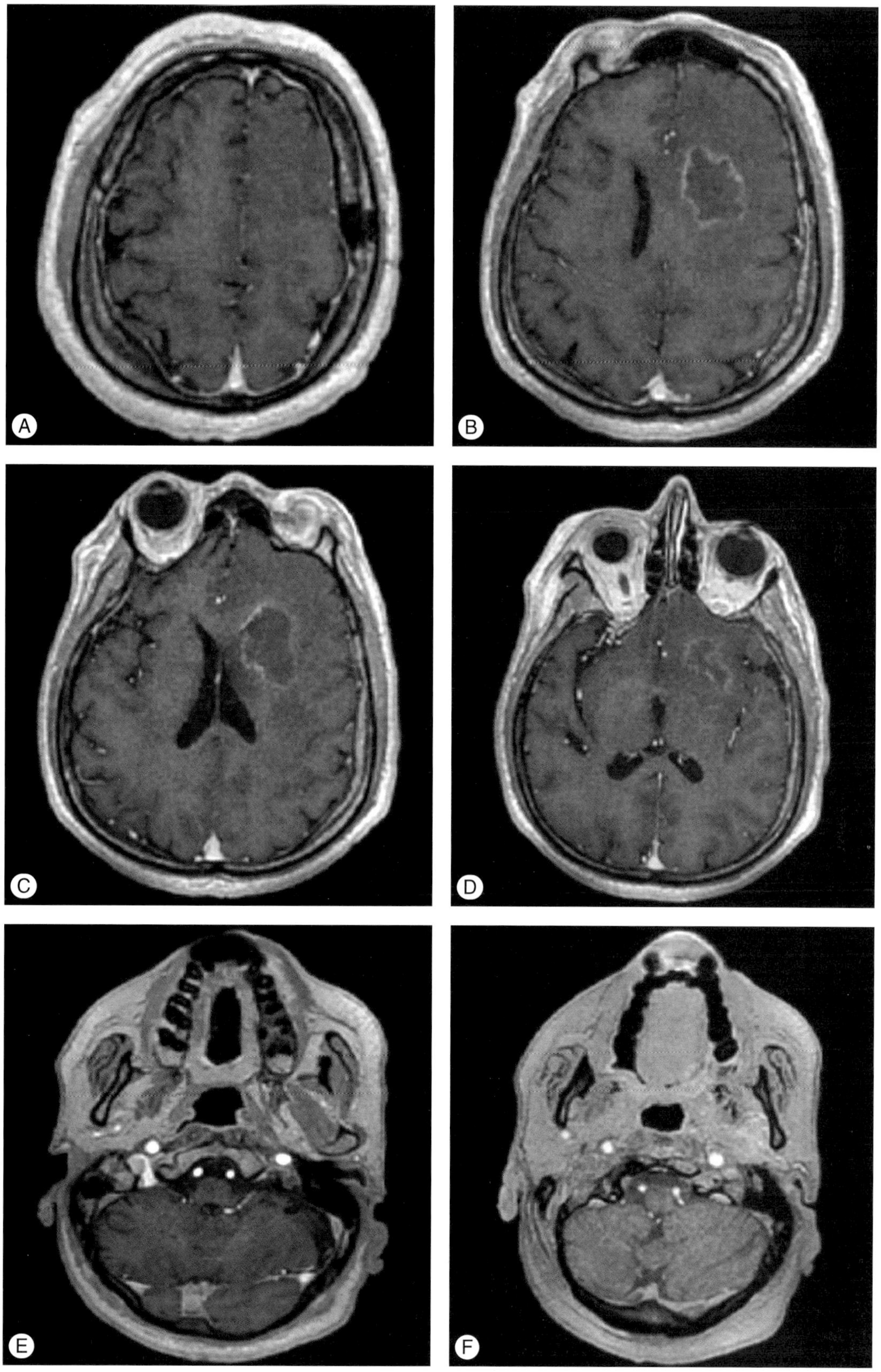

图 1-1-82　张某治疗半年后复查 MRI(T$_1$增强)

案例 22 多发性伴大灶转移瘤 IMRT+TOMO 治疗

【病例特点】

吴某,57 岁,女性,左卵巢癌术后化疗后 3 年余,出现头痛头晕,继而出现小便失禁,2015 年 6 月脑 MRI 提示双侧大脑半球、脑桥左侧、左小脑多发转移瘤,大者位于左侧基底节区,约 3.4cm×4.2cm,局部侧脑室受压,中线略右移(图 1-1-83)。

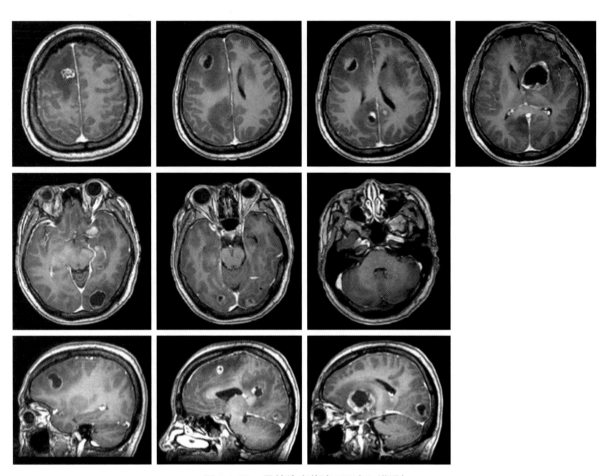

图 1-1-83 吴某放疗前脑 MRI(T$_1$ 增强)

【治疗方案】

本例患者发病急,颅内 12 个病灶,总体积 111.7cm³,高压症状明显。考虑卵巢低分化浆液性腺癌对放疗比较敏感,先用 IMRT 行全脑照射加一个大灶同步推量,尽快控制症状,同时限制脑干剂量。处方剂量:95%PTV1:30Gy/3Gy/10f;95%PTV-brain:20Gy/2Gy/10f;95%brainstem:15Gy/1.5Gy/10f,同步替莫唑胺化疗。完成 10 次治疗后,症状迅速缓解,大病灶明显缩小。随后采用 TOMO 计划,根据缩小后病灶范围重新勾画靶区(图 1-1-84)。处方剂量:95%P2-GTV 1、4、5、7 35Gy/3.5Gy/10f;95%P2-GTV 3、6、8-12 25Gy/2.5Gy/10f。放疗后 2 个月行甲氨蝶呤(MTX)鞘内注射治疗 5 次。

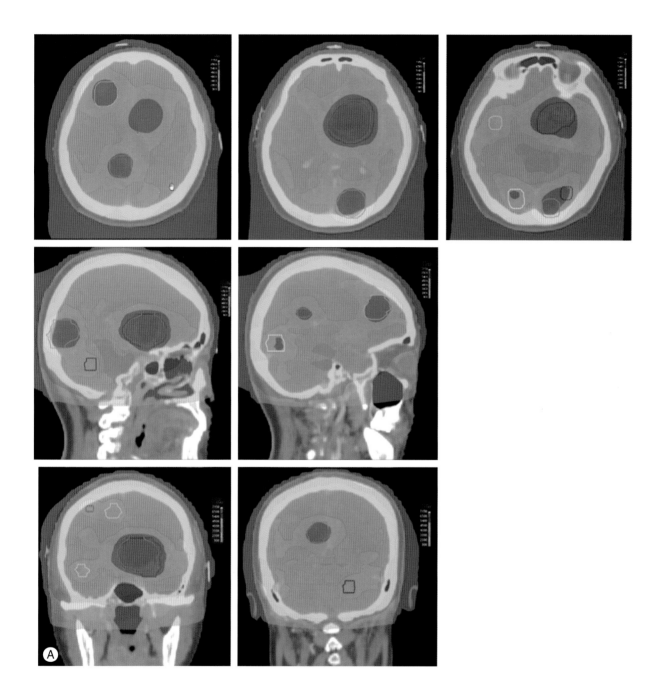

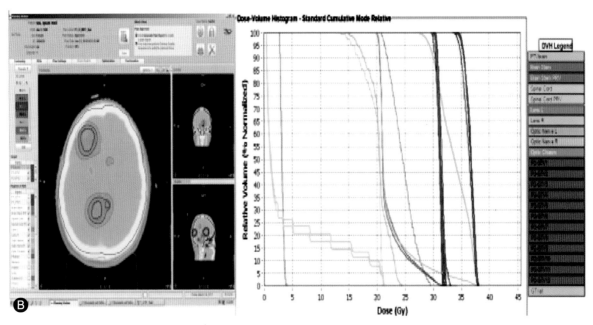

图 1-1-84　吴某 TOMO 计划剂量分布、IMRT+TOMO 计划合成后 DVH 图

【治疗结果】

放疗后 20 个月复查时发现右侧侧脑室前角旁胼胝体新发转移，大小约 1.5cm × 0.9cm，余符合治疗后改变（图 1-1-85）。

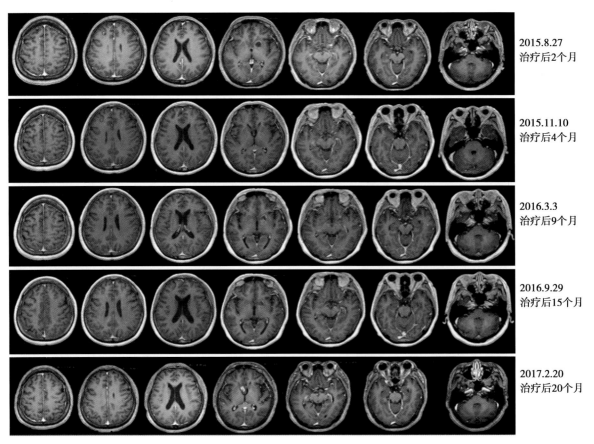

2015.8.27
治疗后2个月

2015.11.10
治疗后4个月

2016.3.3
治疗后9个月

2016.9.29
治疗后15个月

2017.2.20
治疗后20个月

图 1-1-85　吴某一程治疗后复查 MRI

【二程治疗】

针对新发病灶行 VMAT 技术放疗,处方剂量:95%PTV:44Gy/4Gy/11f(图 1-1-86)。

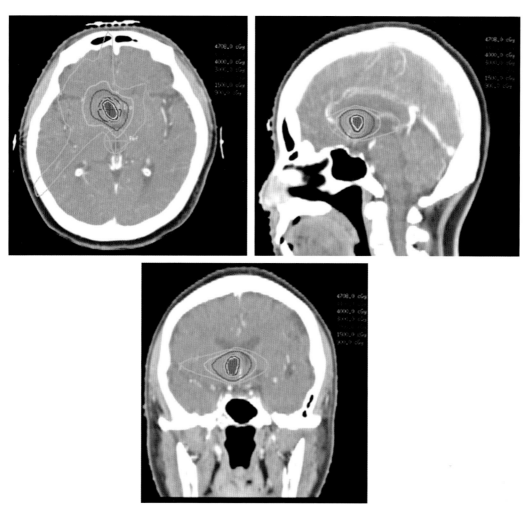

图 1-1-86 吴某二程 VMAT 计划剂量分布

【治疗结果】

二程治疗后 3 个月复查脑 MRI:右侧侧脑室前角旁胼胝体转移瘤,大小约 3.5cm × 1.8cm,较前增大,考虑为治疗后改变。后复查病灶无进展(图 1-1-87)。

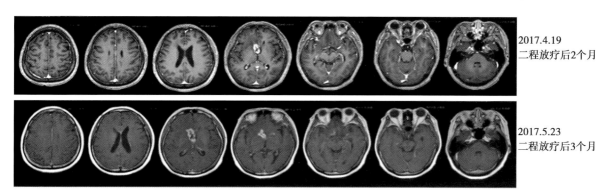

图 1-1-87 吴某二程治疗后复查脑 MRI

案例 23　多发脑转移瘤全脑放疗后 SRT 推量治疗

【病例特点】

李某,52 岁,女性,左乳腺浸润性癌,多发淋巴结转移合并骨转移,化疗 9 周期及靶向治疗后行手术,术后因头晕、头痛查脑 MRI 示大脑、小脑多发转移瘤,2016 年 8 月行全脑放疗 38Gy/19f,放疗后复查脑 MRI 示转移瘤较前缩小(图 1-1-88)。1 个月后行小脑 8 个残留转移灶推量。

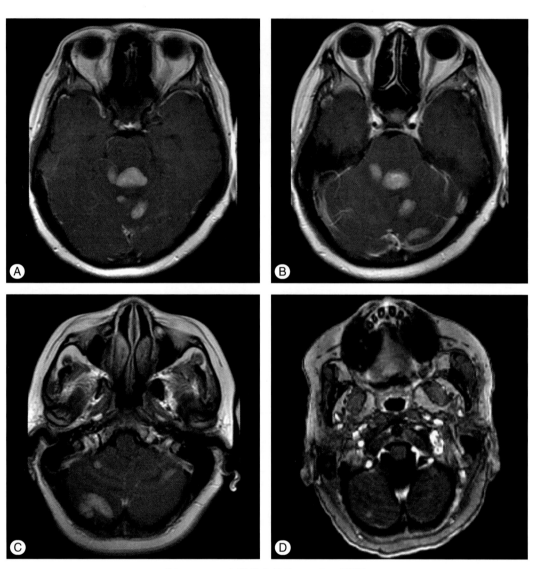

图 1-1-88　**李某放疗前脑 MRI(T₁ 增强)**

【治疗方案】

采用 SRT 技术,GTV1、GTV7 为较大残存灶,处方剂量:GTV1、7 35Gy/3.5Gy/10f;其余小病灶处方剂量:PTV2-6、8 20Gy/20Gy/1f(图 1-1-89)。

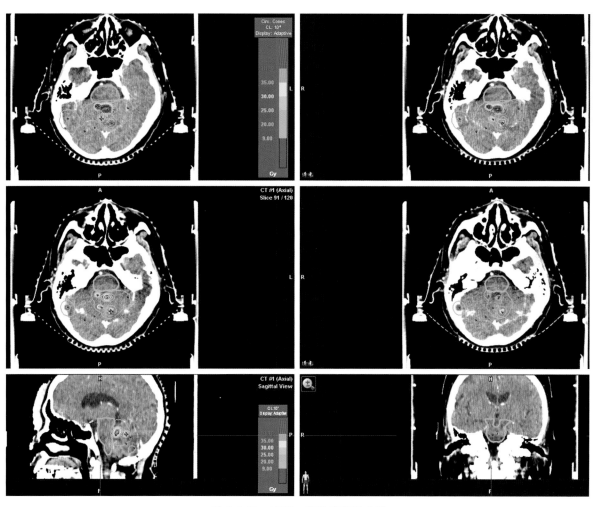

图 1-1-89 李某一程治疗剂量曲线

【治疗结果】

SRT 后脑 MRI 检查,各病灶呈现放疗后改变。

【复发后治疗】

脑部 SRT 11 个月后发现新发小脑转移灶,2017 年 10 月行放疗:GTV 3.8cm³,Boost 1.9cm³,VMAT 95%PTV 52Gy/4Gy/13f,Boost 58.5Gy/4.5Gy/13f。2018 年 5 月患者出现头晕症状,复查脑 MRI 示双侧小脑多发转移瘤,部分较前增大,予以左侧小脑复发病灶放疗:GTV 3.45cm³,VMAT 95%GTV 50Gy/5Gy/10f(图 1-1-90)。

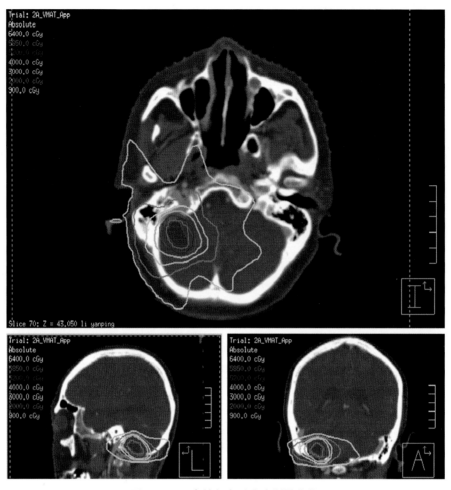

图 1-1-90 李某复发后治疗剂量曲线

【治疗结果】

全部治疗后 2 个月（2018 年 7 月）复查脑 MRI 示：双侧小脑半球多发转移瘤较前好转（图 1-1-91）。后定期复查脑部无进展（图 1-1-92）。

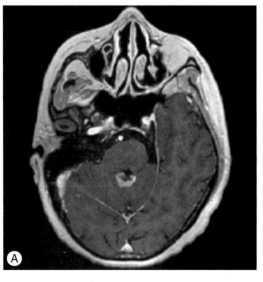
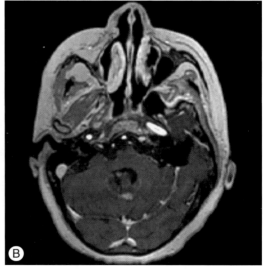

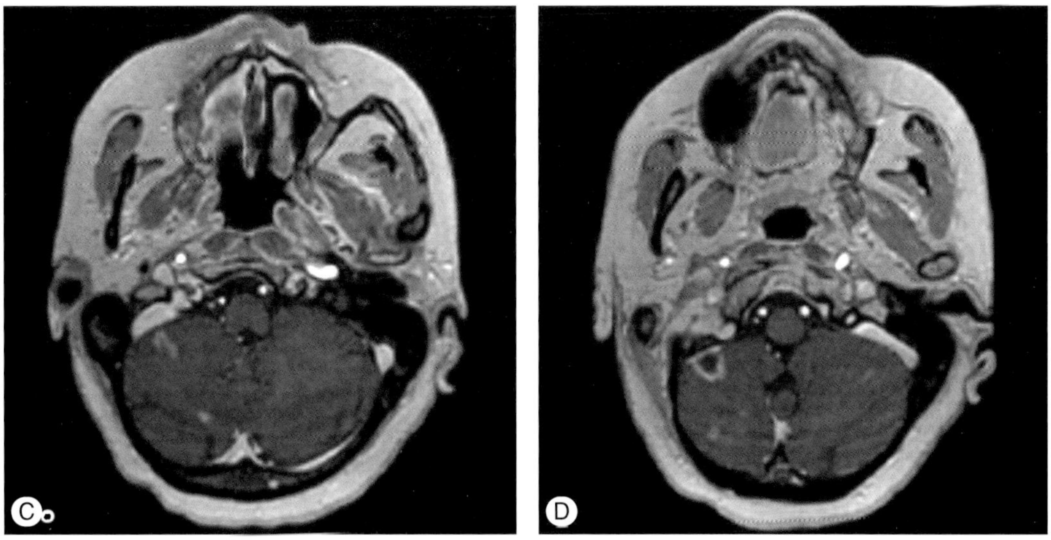

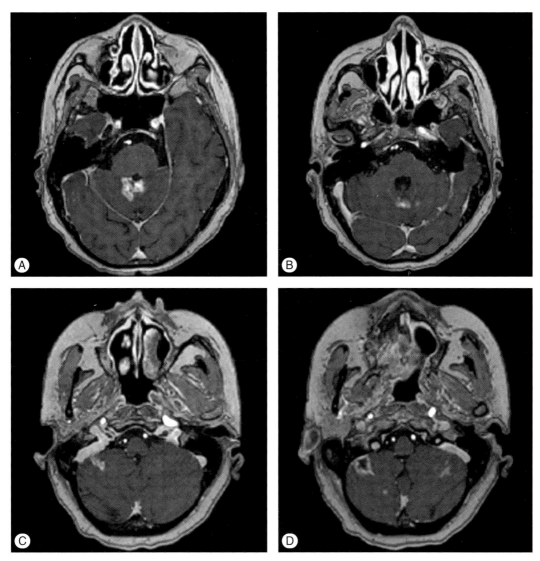

图 1-1-91　李某放疗后 2 个月脑 MRI（T$_1$ 增强）

图 1-1-92　李某放疗后 9 个月脑 MRI（T$_1$ 增强）

四、脑干、小脑转移瘤

脑干、小脑转移瘤因其部位特殊,如产生严重脑水肿容易造成脑疝,压迫呼吸、循环中枢等致死性风险,难以接受大剂量照射,故推荐将处方剂量直接应用于 GTV,并内收形成 Boost 区同步推量,适当降低单次剂量、增加分次数以减轻治疗毒性。中国医学科学院肿瘤医院对脑干转移瘤采用的分割方式为50Gy/2.5Gy/20f 或 45Gy/3Gy/15f,Boost 区可推量至 52.5Gy/15f。小脑转移瘤则需根据其部位、个数、病灶大小等制订个体化的放疗计划,对于邻近脑干的小脑转移瘤按脑干病灶处理,大体积病灶需在大分割放疗的前提下尽量增加治疗次数。治疗中缩野自适应放疗也相当重要,原则同前。可同步口服 TMZ 进行放疗增敏,并须密切关注患者中枢神经系统症状、体征,加强脱水治疗。

案例 24 脑干转移瘤 TOMO 治疗

【病例特点】

高某,35 岁,男性,胃低分化腺癌术后多程化疗后,骨转移 1 年,2015 年 7 月出现右侧肢体偏身感觉障碍及运动障碍,走路不稳,右腿有踩棉花感,右手精细动作障碍,并偶有头晕、头痛,脑 MRI 提示脑干、左侧小脑、多发转移瘤(图 1-1-93)。

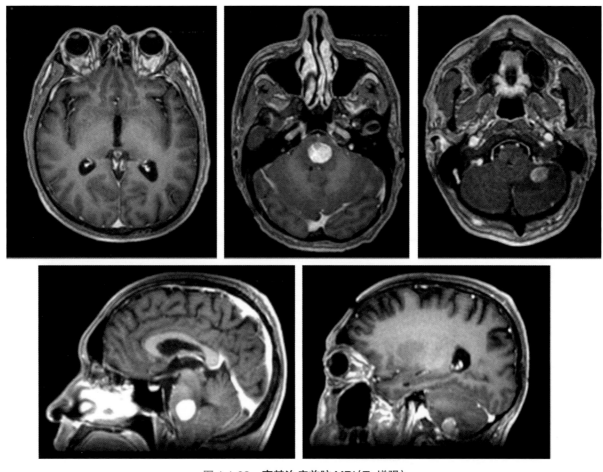

图 1-1-93 高某治疗前脑 MRI(T$_1$增强)

【治疗方案】

采用 TOMO 技术;处方剂量为:95%GTV 1(脑干病灶)50Gy/2.5Gy/20f,95%GTV 2(左小脑病灶)60Gy/3Gy/20f,同步替莫唑胺化疗。一程放疗 13 次后,患者症状明显缓解,可自行步入诊室,复查 MRI

见病变缩小,缩野后继续放疗 7 次。因左额叶病灶体积小,本次未行治疗(图 1-1-94)。

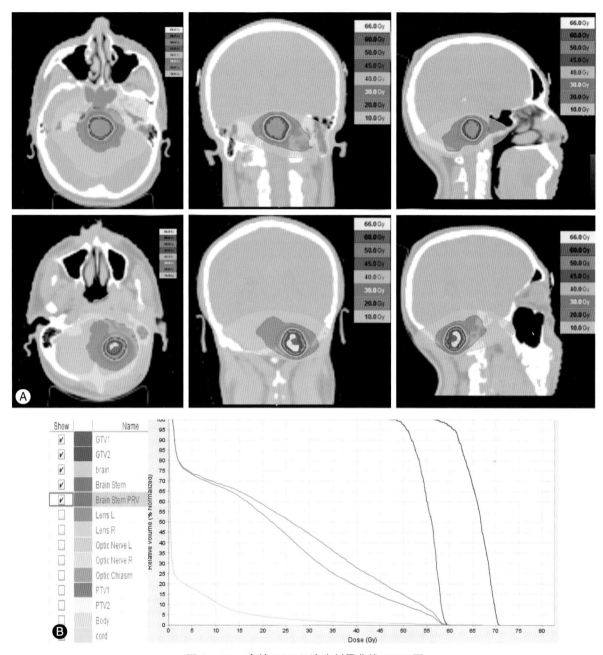

图 1-1-94　高某 TOMO 治疗剂量曲线、DVH 图

【治疗结果】
脑干及小脑病灶控制良好。放疗后 2 个月复查脑 MRI 提示左额叶病灶较前增大(图 1-1-95)。
【二程治疗】
行左额叶病灶 SRT 治疗,处方剂量:15Gy/15Gy/1f(图 1-1-96)。

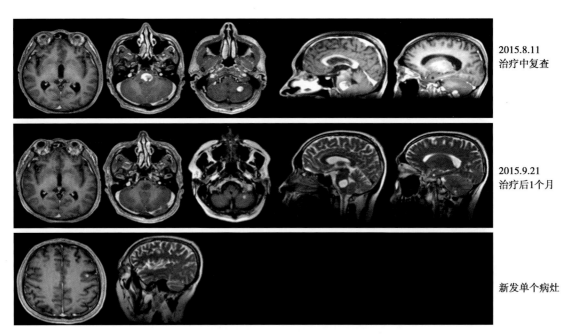

2015.8.11
治疗中复查

2015.9.21
治疗后1个月

新发单个病灶

图 1-1-95 高某放疗中及 TOMO 治疗后脑 MRI 对比

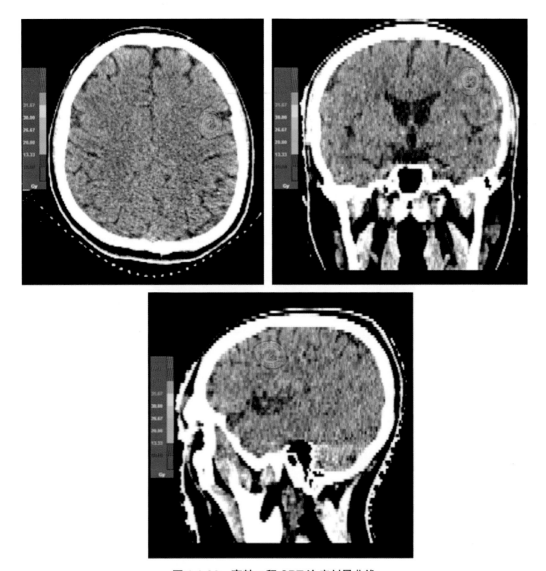

图 1-1-96 高某二程 SRT 治疗剂量曲线

【治疗结果】

二程治疗后 3 个月复查脑 MRI 提示左额叶、左小脑病灶显示不具体（图 1-1-97）。治疗后 1 年死于全身远处转移，生存期治疗病灶控制良好，未出现其他新发转移瘤，无截瘫发生。

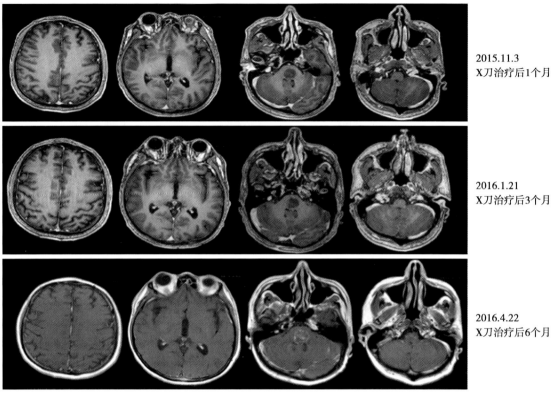

2015.11.3
X刀治疗后1个月

2016.1.21
X刀治疗后3个月

2016.4.22
X刀治疗后6个月

图 1-1-97 高某二程治疗后随诊脑 MRI

案例 25 脑干转移瘤 TOMO 治疗

【病例特点】

冯某，34 岁，女性，肺腺癌无基因突变，多程化疗后，2017 年 1 月出现脑干转移，未治疗，2018 年进展，病灶体积 2.3cm³（图 1-1-98）。

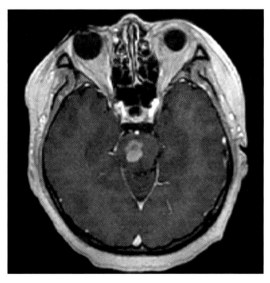

图 1-1-98 冯某放疗前脑 MRI（T₁增强）

【治疗方案】

采用 TOMO 技术,病灶同步缩野推量。处方剂量 95%GTV 50Gy/2.5Gy/20f,95%Boost 60Gy/3Gy/20f(图 1-1-99)。同步替莫唑胺化疗。

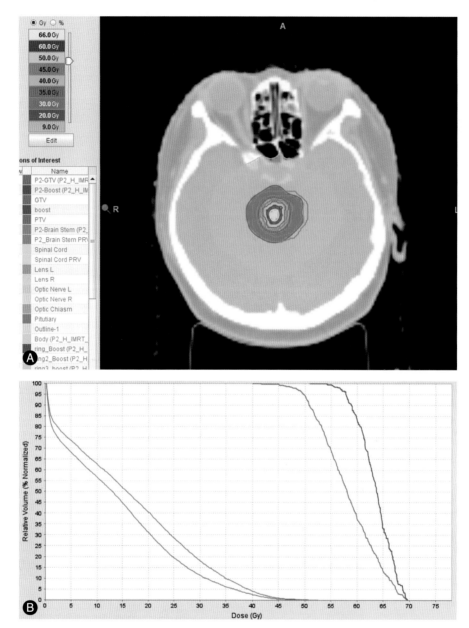

图 1-1-99 冯某 TOMO 治疗剂量曲线、DVH 图
注:DVH 图中蓝色为 Boost,粉色为 GTV,森林绿为脑干、脑干 PRV

【治疗结果】

治疗 10 次后复查脑 MRI 提示脑干病灶略缩小,重新勾画靶区,P2-GTV 1.4cm^3。制订二程计划,并完成剩余剂量放疗。治疗后 2 个月脑干病灶近完全缓解(CR)(图 1-1-100),治疗后 5 个月、1 年脑 MRI 提示仅脑干处残留一个低密度灶(图 1-1-101)。

图 1-1-100　冯某治疗后 2 个月复查 MRI(T$_1$ 增强)

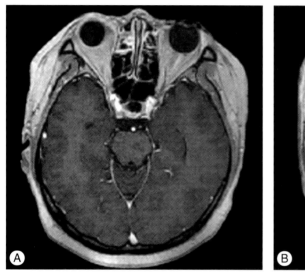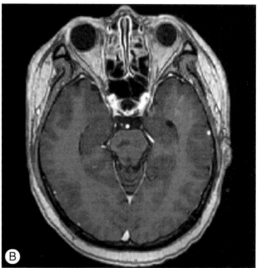

图 1-1-101　冯某治疗后 5 个月、1 年复查 MRI(T$_1$ 增强)

案例 26　脑干转移瘤 IMRT 治疗

【病例特点】

刘某,46 岁,女性,乳腺癌改良根治术后化疗后。2014 年 12 月出现头晕症状,脑 MRI 提示脑桥异常信号,大小约 1.6cm × 1.9cm,肿瘤体积 5.7cm^3(图 1-1-102)。

【治疗方案】

采用 IMRT 技术,GTV 内收 2mm 形成 Boost,外放 2mm 形成 PTV。处方剂量:95%PTV 37.5Gy/2.5Gy/15f,95%GTV 45Gy/3Gy/15f,95%Boost 52.5Gy/3.5Gy/15f。同步口服替莫唑胺 75mg/(m^2·d)(图 1-1-103)。

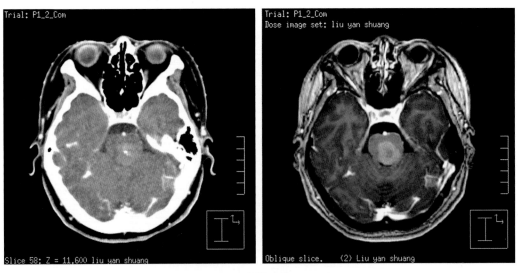

图 1-1-102　刘某定位 CT、MRI

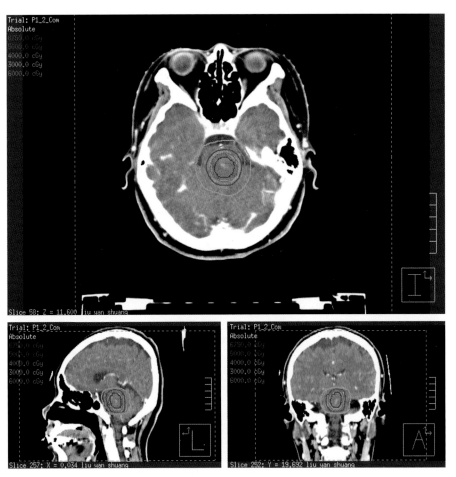

图 1-1-103　刘某两程 IMRT 计划融合剂量曲线

【治疗结果】

治疗过程顺利,治疗 10 次复查肿瘤体积缩小(图 1-1-104),重新勾画靶区,制定二程计划,未出现明显脑水肿症状。治疗后生存时间 3 年余,复查脑 MRI 脑桥转移瘤同前相仿,未进展(图 1-1-105)。

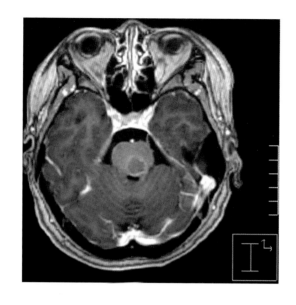

图 1-1-104　刘某治疗中复查脑 MRI

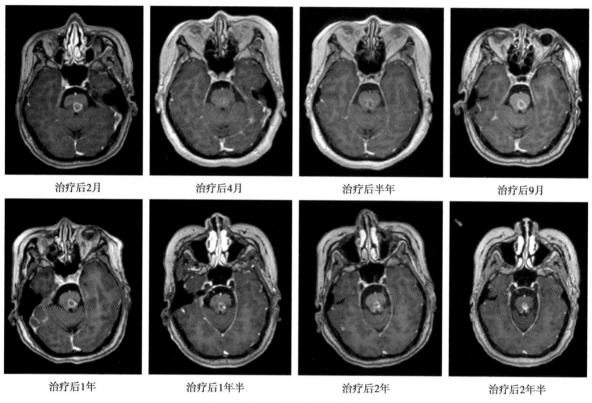

治疗后2月　　治疗后4月　　治疗后半年　　治疗后9月

治疗后1年　　治疗后1年半　　治疗后2年　　治疗后2年半

图 1-1-105　刘某治疗后随诊脑 MRI

案例 27　小脑转移瘤 SRT 治疗

【病例特点】

魏某,59 岁,男性,左肺腺癌多程化疗后 2 年出现左侧小脑单发小转移灶,改用埃克替尼(凯美纳)靶向治疗,10 个月后脑部进展,病灶体积 0.9cm×0.6cm。出现双肺转移,改用 AZD 9291 治疗,11 个月后(2017 年 8 月)脑部再次进展,左小脑转移灶大小 1.1cm×0.6cm(图 1-1-106)。

【治疗方案】

采用 SRT 技术,针对左小脑单发转移灶,90%PTV 40Gy/8Gy/5f(图 1-1-107)。

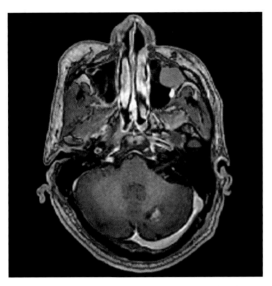

图 1-1-106　魏某放疗前脑 MRI(T$_1$增强)

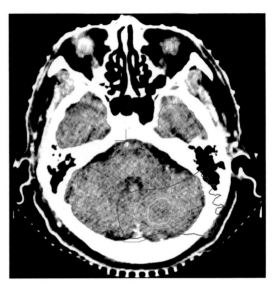

图 1-1-107　魏某 SRT 治疗剂量曲线

【治疗结果】

治疗后 2 个月复查脑 MRI 肿瘤较前缩小,疗后半年、1 年病灶显示不清,达到良好局部控制(图 1-1-108)。

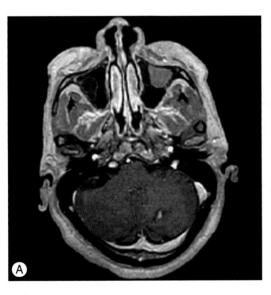

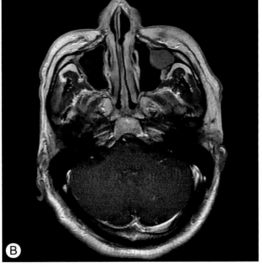

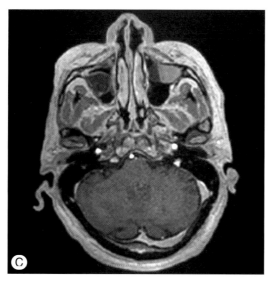

图 1-1-108　魏某放疗后 2 个月（A）、半年（B）、1 年脑 MRI（C）

案例 28　小脑转移瘤 IMRT 治疗

【病例特点】

祁某，62 岁，女性，2014 年 7 月以右下肢无力、步态不稳起病，先发现脑转移，后诊断肺腺癌，EGFR 21 号外显子突变，口服靶向药治疗。2016 年 1 月脑 MRI 提示右小脑病灶增大，大小约 2.1cm×1.3cm，病灶体积 3.9cm^3（图 1-1-109）。

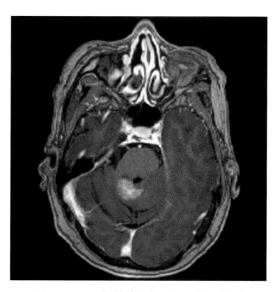

图 1-1-109　祁某放疗前脑 MRI（T$_1$ 增强）

【治疗方案】

采用 IMRT 计划，GTV 在右、后方向内收 1mm，左、前方向内收 2mm 形成 Boost 区。处方剂量：95%GTV 45.5Gy/3.5Gy/13f，95%Boost 52Gy/4Gy/13f（图 1-1-110）。

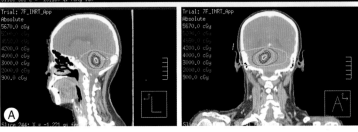

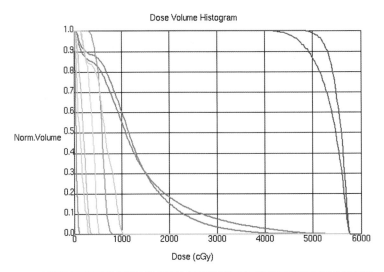

ROI Statistics

Line Type	ROI	Trial or Record	Min.	Max.	Mean	Std. Dev.
◇ ──	GTV	7F_IMRT_App	3998.7	5761.5	5380.4	319.8
◇ ──	Boost	7F_IMRT_App	4724.5	5761.5	5543.6	171.9
◇ ──	Brain Stem	7F_IMRT_App	63.8	4666.0	1263.3	767.6
◇ ──	Brain Stem PRV	7F_IMRT_App	59.5	5266.0	1301.9	978.9
◇ ──	Lens L	7F_IMRT_App	23.1	99.9	46.2	19.0
◇ ──	Lens R	7F_IMRT_App	51.8	290.2	134.3	75.1
◇ ──	Optic Nerve L	7F_IMRT_App	43.1	372.2	197.8	79.8
◇ ──	Optic Nerve R	7F_IMRT_App	154.7	525.1	380.2	91.3

图 1-1-110　祁某一程 IMRT 治疗剂量曲线、DVH 图

【治疗结果】

放疗 9 次时复查 GTV 体积缩小至 3.76cm³,重新勾画靶区,制订二程计划,完成剩余剂量放疗。疗后服用 EGFR-TKI 药物治疗。放疗后 2 个月复查脑 MRI,病灶大小约 1.8cm × 0.9cm,较前明显缩小,治疗后 6 个月肿瘤进一步缩小。治疗后 1 年病灶呈现放疗后改变,后同前相仿。2019 年 1 月随访,病灶未进展(图 1-1-111)。

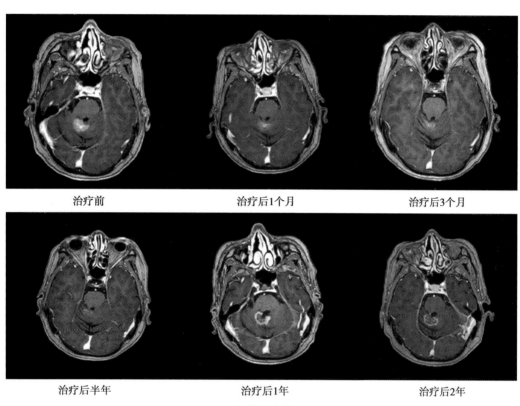

治疗前　　　　　　　　　治疗后1个月　　　　　　　　治疗后3个月

治疗后半年　　　　　　　　治疗后1年　　　　　　　　治疗后2年

图 1-1-111 祁某放疗前后 MRI 对比

第二节 脑膜转移瘤

脑膜转移瘤是一类治疗难度大,预后极差的疾病,随着肿瘤靶向治疗、免疫治疗等全身治疗的迅猛发展以及影像学手段的不断进步,脑膜转移瘤的发生率和检出率均较前升高。临床上观察到的脑膜转移影像学类型可分为结节强化、线样强化、两者共存及无明显强化病灶,但脑沟回变浅,第 4 型患者常伴有较明显的中枢神经系统症状。

中国医学科学院肿瘤医院针对影像学上可见明确脑膜强化灶的患者一般予以全脑 40Gy/2Gy/20f 的分割方式,并对脑膜病灶同步推量至 60Gy/3Gy/20f,可用 TOMO 放疗计划实现;对于既往接受过全脑放疗,间隔时间短的患者,可仅针对脑膜转移病灶进行放疗,剂量为 60Gy/3Gy/20f;而对于无明显强化病灶但从临床症状高度怀疑脑膜转移,脑脊液细胞学检测阳性的患者,可予全脑放疗 50Gy/2Gy/25f,结合患者病情严重程度及耐受性选择性加入全脊髓放疗 36Gy/1.8Gy/20f。可同步口服 TMZ 进行放疗增敏,并须密切关注患者中枢神经系统症状、体征,加强脱水治疗。推荐对所有脑膜转移患者,尤其是广泛转移、颅高压症状明显的患者行腰椎穿刺脑脊液细胞学检测,如细胞学阳性采用鞘内注射化疗(中国医学科学院肿瘤医院采用甲氨蝶呤 10mg+ 地塞米松 5mg,每周 1 次的方案,症状重可提高频率至 2 次 / 周,稳定后可改为每半月至 1 个月 1 次)。此外亦建议脑膜转移患者定期查全脊髓 MRI 以排除脊髓转移。

案例 29　多发脑转移伴脑膜转移 TOMO 治疗

【病例特点】

印某,67 岁,男性,2007 年 7 月发现右肺双原发腺癌,术后多程化疗靶向治疗后,2016 年 11 月出现多发脑转移、脑膜转移,共 114 个病灶(图 1-2-1)。

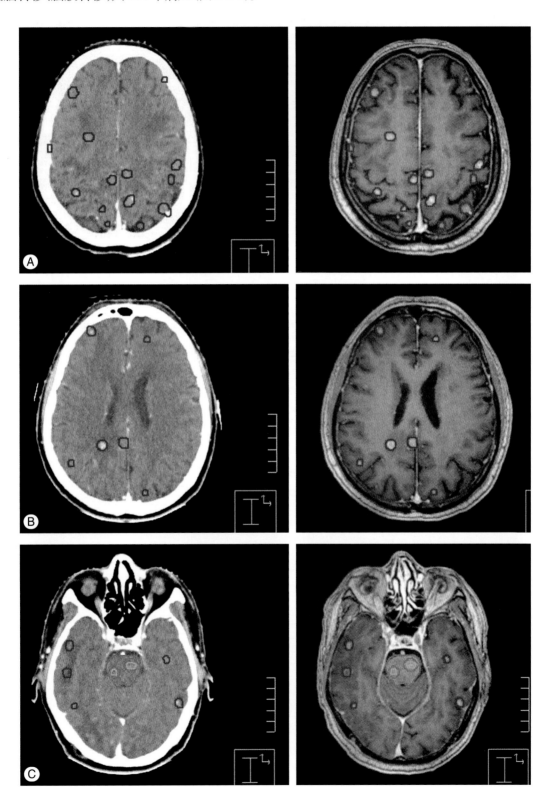

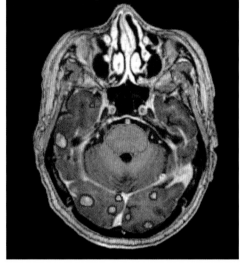

图 1-2-1　印某放疗前脑 MRI（T$_1$ 增强）

【治疗方案】

行 TOMO 技术放疗，处方剂量：95%GTV 11-13（脑干转移灶）50Gy/2.5Gy/20f，95%GTV1-10（小病灶）60Gy/3Gy/20f（图 1-2-2），GTV all- 脑干转移灶体积 0.7cm^3，GTV all- 小病灶体积 19.9cm^3。治疗 10 次复查较前缩小（图 1-2-3），缩野后继续治疗 10 次。

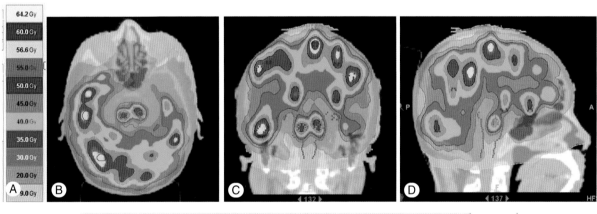

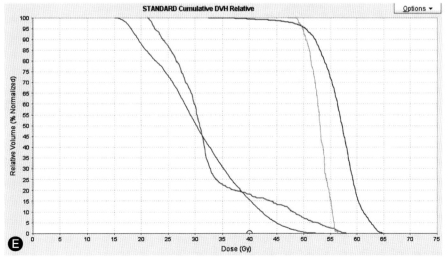

图 1-2-2　印某 TOMO 治疗剂量曲线、DVH 图

注：GTV all- 脑干转移灶：橙红色；GTV all- 小病灶：红色；脑干：森林绿；海马：粉色

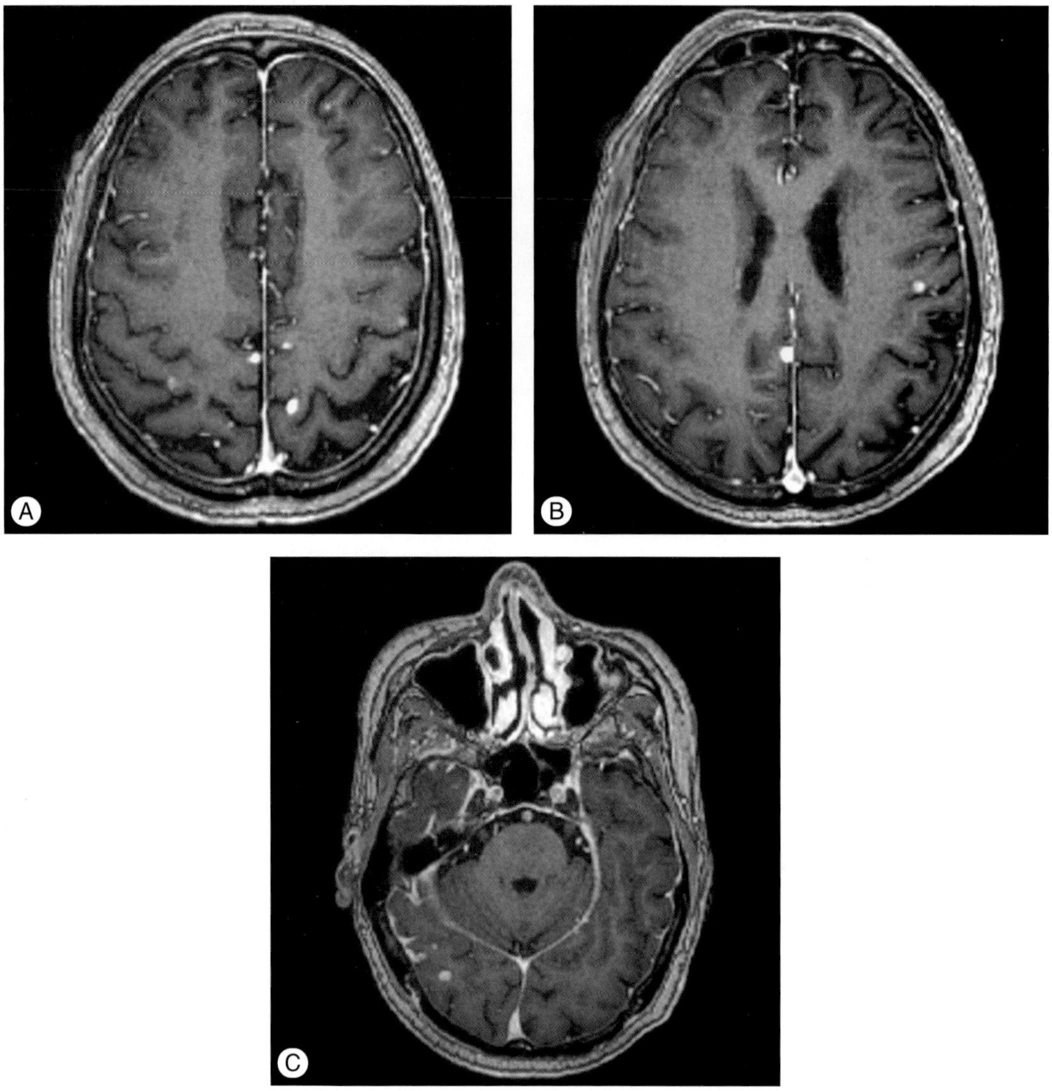

图 1-2-3 印某治疗中复查脑 MRI

【治疗结果】

治疗后多发病灶达到持续局部控制状态,未出现新发病灶。2018 年 2 月因脑水肿行贝伐珠单抗(安维汀)治疗 1 次,后症状明显缓解。随访至 2019 年 3 月患者存活,颅外病灶行靶向治疗控制良好(图 1-2-4)。

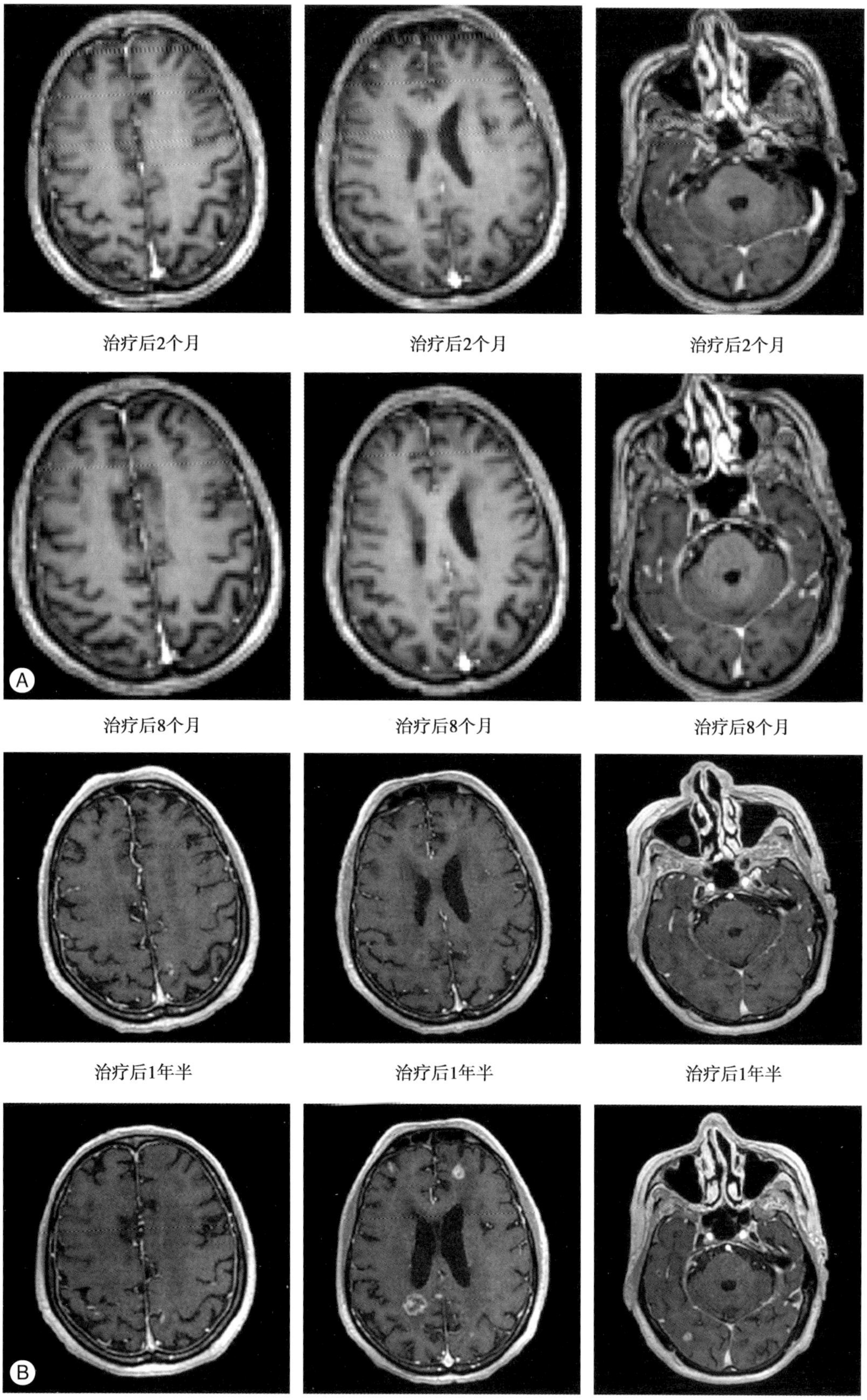

治疗后2个月 治疗后2个月 治疗后2个月

治疗后8个月 治疗后8个月 治疗后8个月

治疗后1年半 治疗后1年半 治疗后1年半

治疗后2年 治疗后2年 治疗后2年

图 1-2-4 印某治疗后随访复查脑 MRI

案例 30　脑转移伴脑膜转移 TOMO 治疗

【病例特点】

白某,64 岁,女性,2014 年 5 月发现右肺腺癌,靶向治疗后双肺进展,2015 年 1 月脑膜多发灶转移,共 17 个病灶(图 1-2-5)。

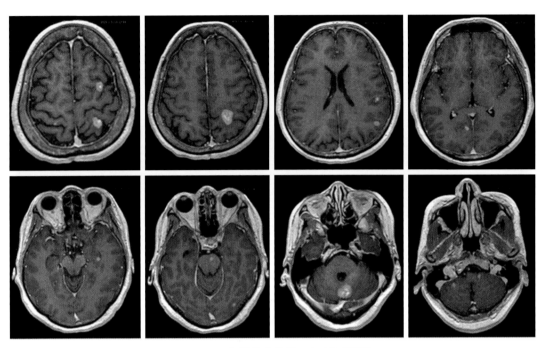

图 1-2-5　白某放疗前脑 MRI(T$_1$ 增强)

【治疗方案】

采用 TOMO 技术放疗,GTV 总体积 13.1cm³。处方剂量:95%PTV-brain 40Gy/2Gy/20f,95%GTV1-17 60Gy/3Gy/20f(图 1-2-6)。

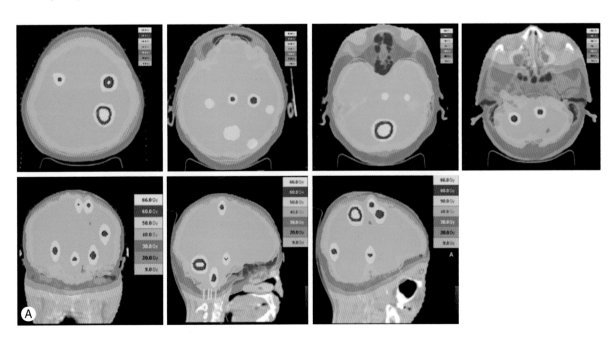

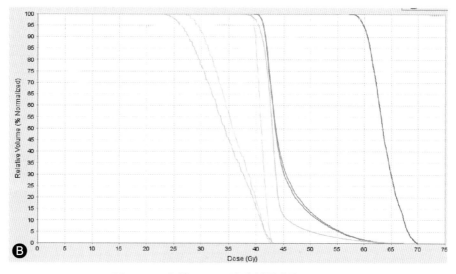

图 1-2-6　白某 TOMO 治疗剂量曲线、DVH 图

注：GTV-all：红色，PTV-brain：天空蓝，脑干：森林绿，视神经、视交叉：橘色

【治疗结果】

治疗后患者规律复查，2017 年 7 月因脑水肿较重用贝伐珠单抗 300mg 一次静滴后颅高压症状明显缓解（图 1-2-7），至 2018 年 8 月颅内病变控制好，未出现明显神经损伤征象。最终于 2018 年 9 月（脑部放疗后 3 年 8 个月）死亡，死因为消化道出血、低蛋白血症等内科原因。

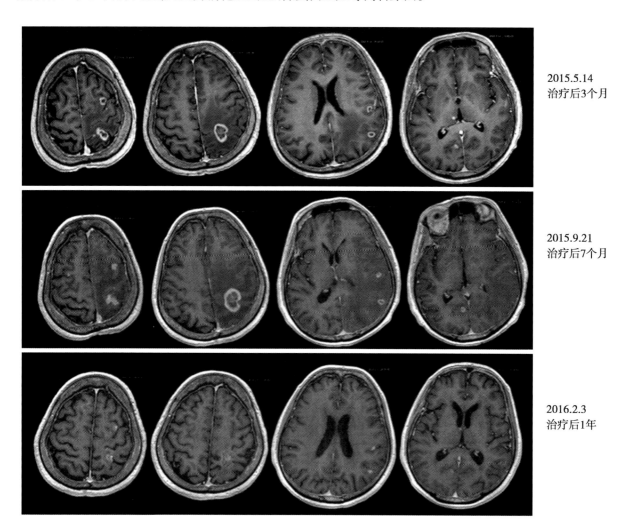

2015.5.14
治疗后3个月

2015.9.21
治疗后7个月

2016.2.3
治疗后1年

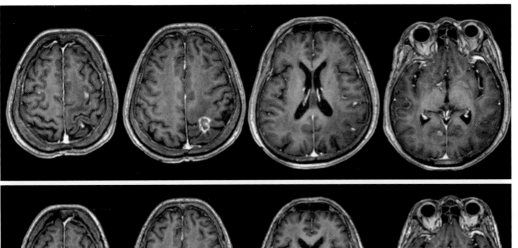

2016.8.11
治疗后1.5年

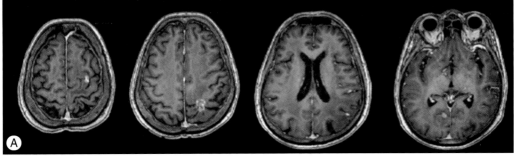

2017.2.17
治疗后2年

Ⓐ

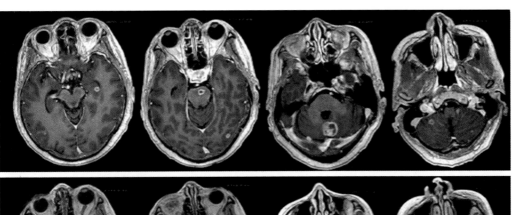

2015.5.14
治疗后3个月

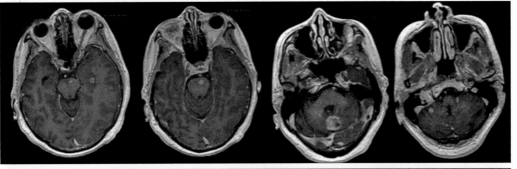

2015.9.21
治疗后7个月

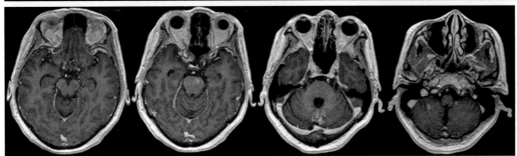

2016.2.3
治疗后1年

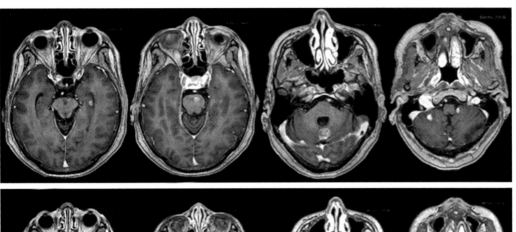

2016.8.11
治疗后1.5年

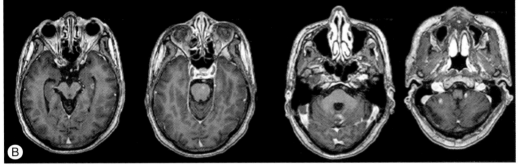

2017.2.17
治疗后2年

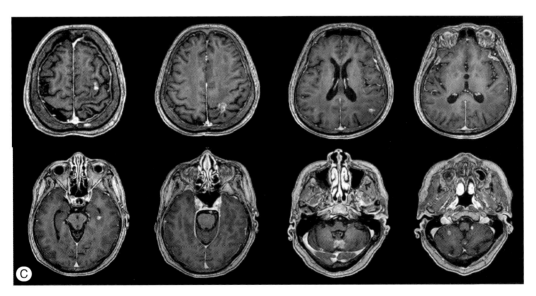

2017.9
治疗后2.5年

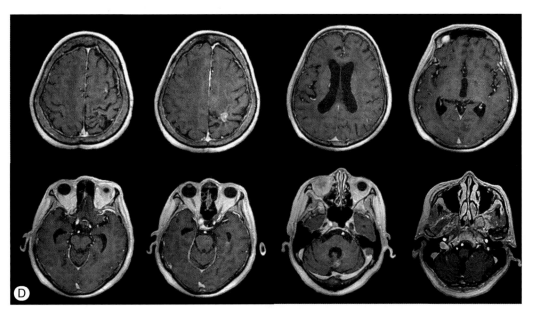

图 1-2-7 白某放疗后随访脑 MRI（T₁ 增强）

案例 31 多发脑实质转移伴脑膜转移 TOMO 治疗

【病例特点】

刘某,69 岁,男性,2013 年 9 月发现肺腺癌,靶向治疗中,2016 年 7 月出现两次昏迷,脑 MRI 提示双侧大脑及小脑半球多发转移瘤,脑中线区、双侧顶、额、枕、颞叶脑回多发线样强化,考虑脑膜转移(图 1-2-8)。

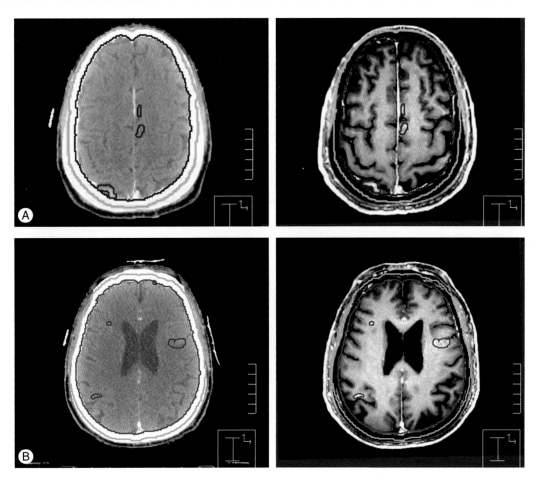

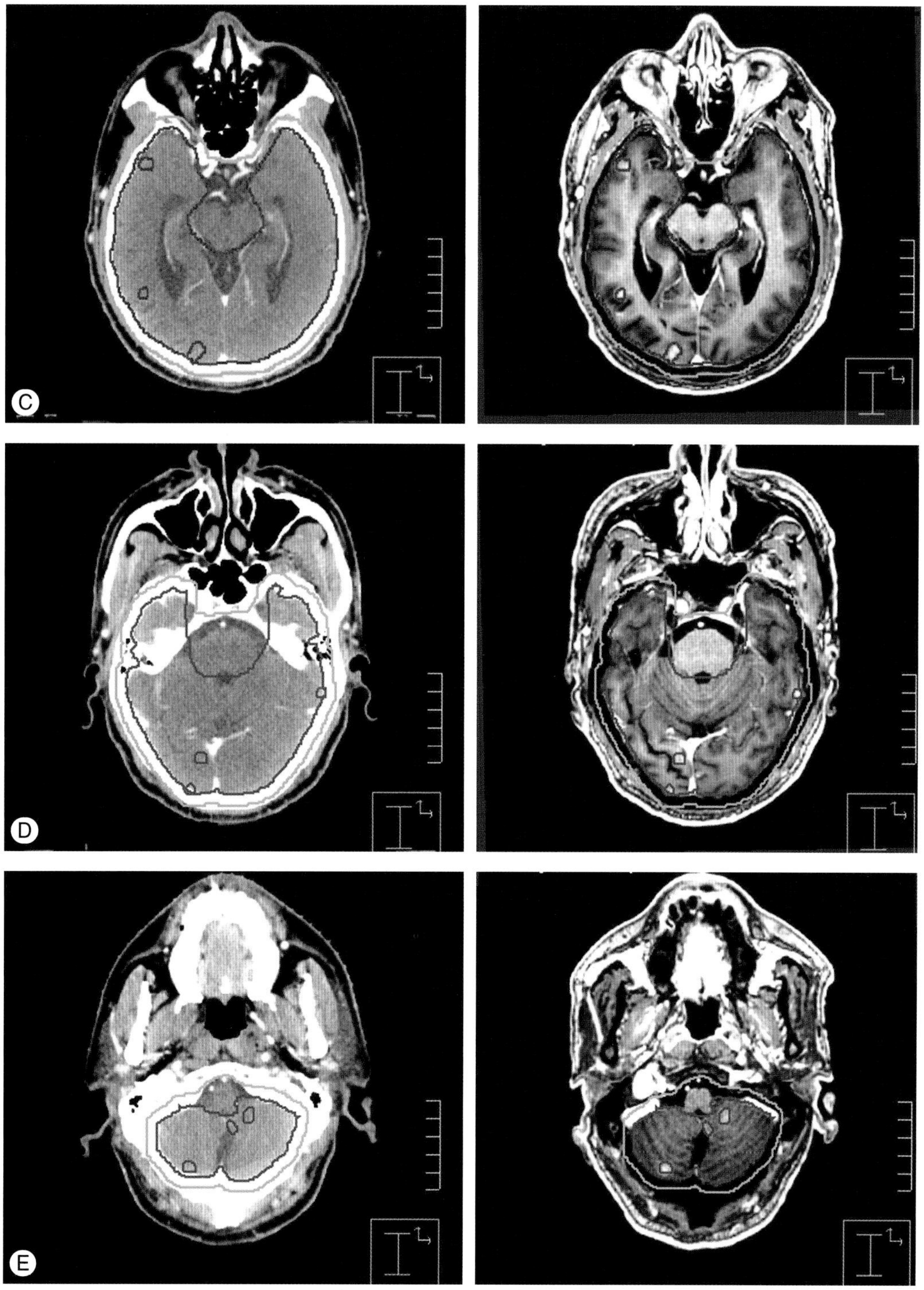

图 1-2-8　刘某放疗前脑 MRI（T_1 增强）

【治疗方案】

采用 TOMO 技术,共 30 个病灶,GTV 总体积 10.4cm³,处方剂量:95%PTV-brain 40Gy/2Gy/20f,95%GTV-all 60Gy/3Gy/20f,同步口服替莫唑胺化疗。

【二程治疗】

治疗 14 次复查脑 MRI 出现 3 个新发病灶,制定二程计划,原病灶按一程计划继续放疗,新病灶处方剂量:95%GTV-new 30Gy/5Gy/6f(图 1-2-9)。

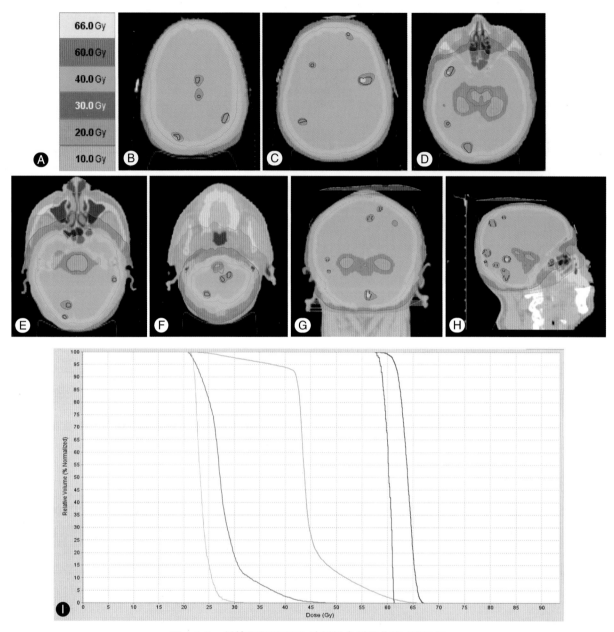

图 1-2-9 刘某两程 TOMO 计划融合剂量曲线、DVH 图

注：GTV-new：红色，GTV-all：蓝色，PTV-brain：绿色，脑干：森林绿，海马：粉色

【治疗结果】

同步放化疗安全完成，患者治疗后规律复查脑 MRI 未出现新病灶，治疗病灶局部控制良好。随访至 2019 年 3 月患者存活，目前生存时间 29 个月（图 1-2-10 至图 1-2-12）。

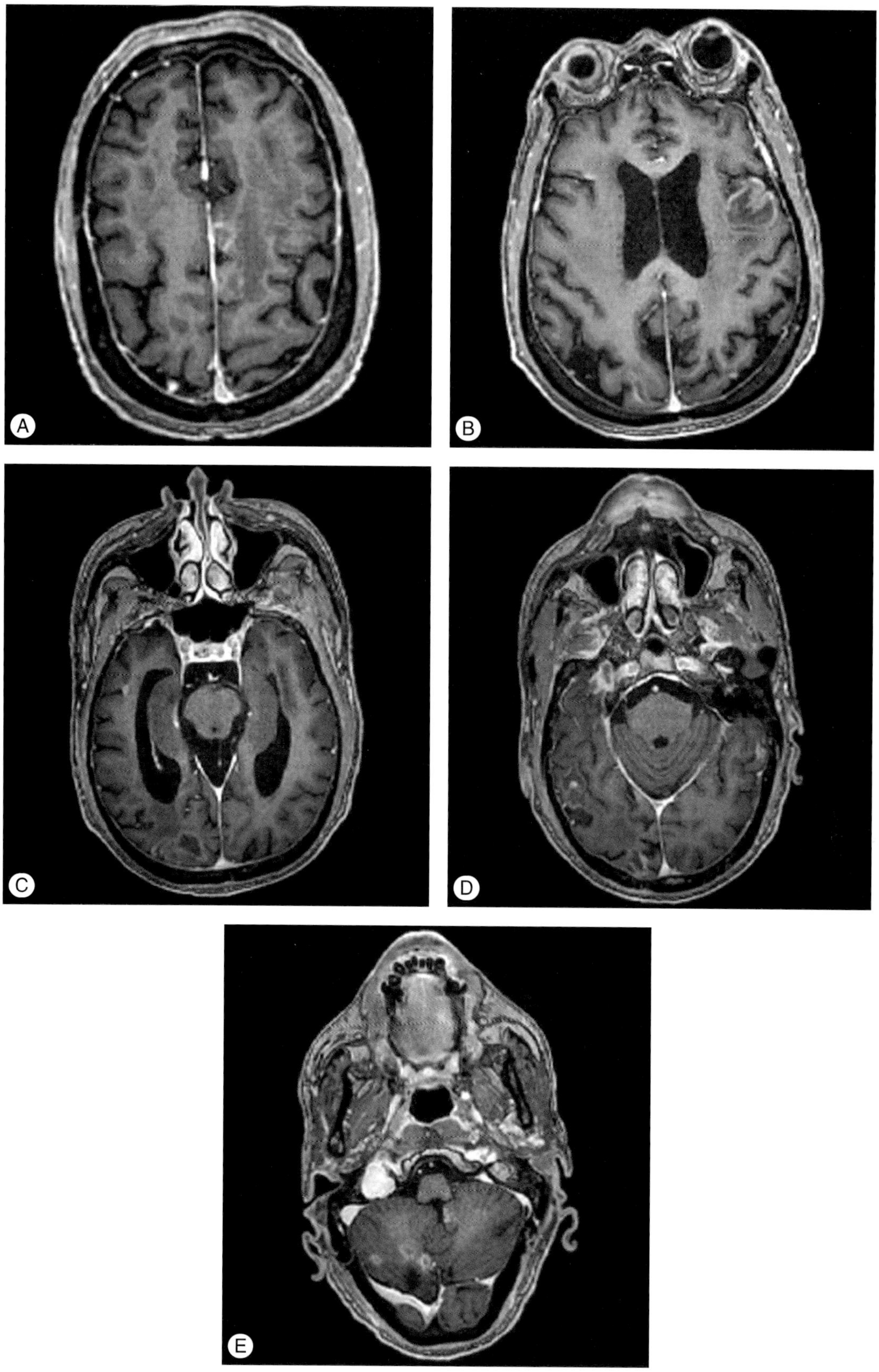

图 1-2-10 刘某治疗后 2 个月复查脑 MRI

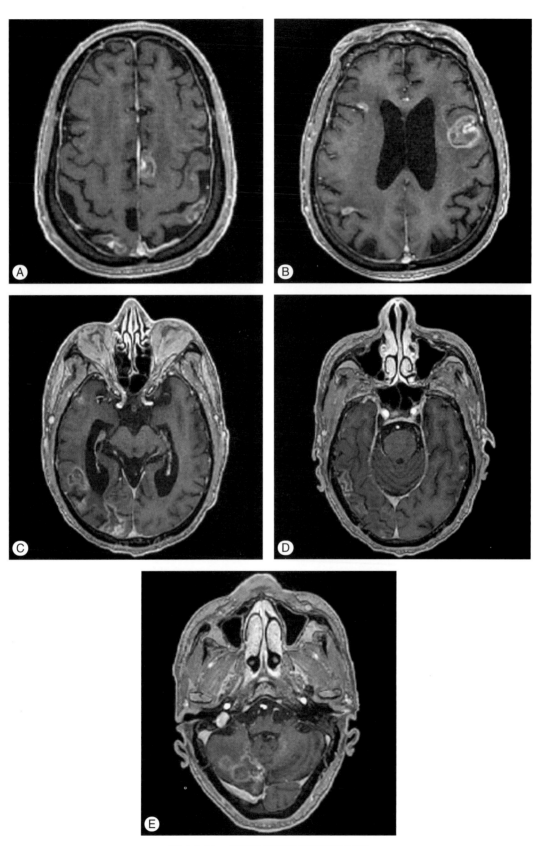

图 1-2-11 刘某治疗后半年复查脑 MRI

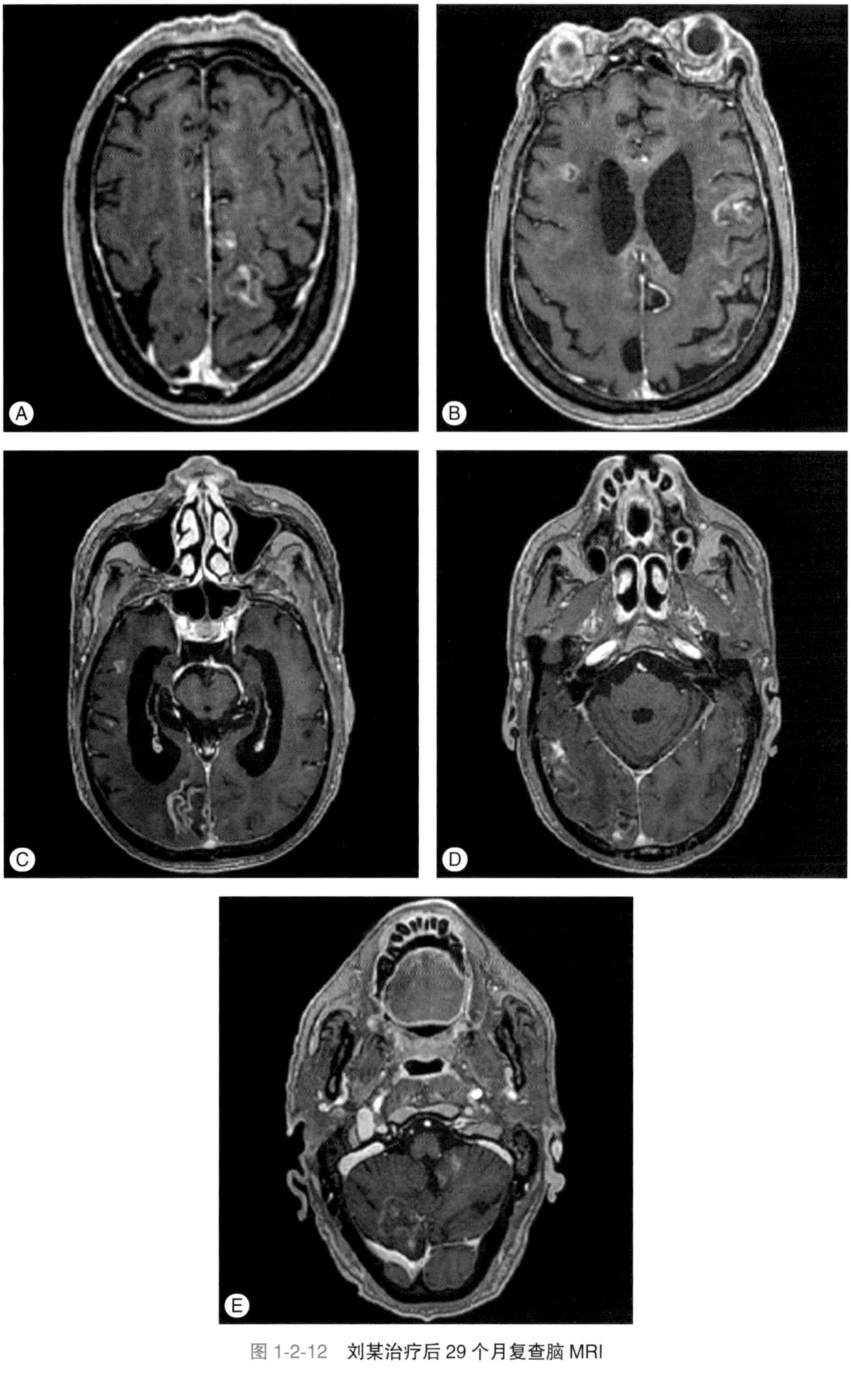

图 1-2-12 刘某治疗后 29 个月复查脑 MRI

【病例特点】

石某,55 岁,女性,2017 年 4 月发现右肺腺癌,左乳腺癌双原发癌,纵隔淋巴结多发转移、骨转移,行多程化疗及免疫治疗。2017 年 7 月出现右侧肢体麻木,手套袜套样感觉。脑 MRI 示:左侧额、顶叶交界区以中央沟为主的脑膜及周围脑实质多发异常信号,考虑脑膜转移。行 PD-1 抗体治疗后肺部病灶评价 SD,脑膜转移灶较前增大(图 1-2-13)。

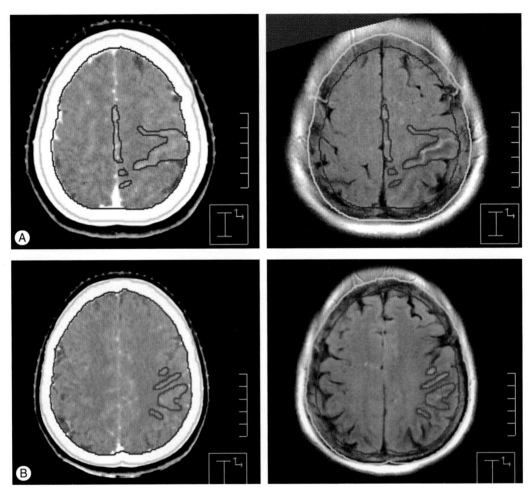

图 1-2-13　石某放疗前脑 MRI

【治疗方案】

GTV 总体积为 31.8cm³。拟先行全脑 3D-CRT 照射 PTV-brain 20Gy/2Gy/10f 以迅速控制症状,再以 TOMO 技术对 GTV 行局部加量。处方剂量:95%GTV 45Gy/3Gy/15f,95%PTV-brain 30Gy/2Gy/15f。全脑放疗 6 次后患者右侧肢体麻木感较前明显好转,但出现颈部僵硬、后颈部疼痛及恶心,查体出现脑膜刺激征阳性。故提前更改为 TOMO 技术放疗,总放疗次数 10 次时复查脑 MRI 提示脑膜转移病灶较前缩小,患者脑膜刺激症状好转。最终 TOMO 放疗安全完成,总剂量:PTV-brain 42Gy/2Gy/21f,GTV 12Gy+ 45Gy= 57Gy,EQD2 60.75Gy(图 1-2-14)。

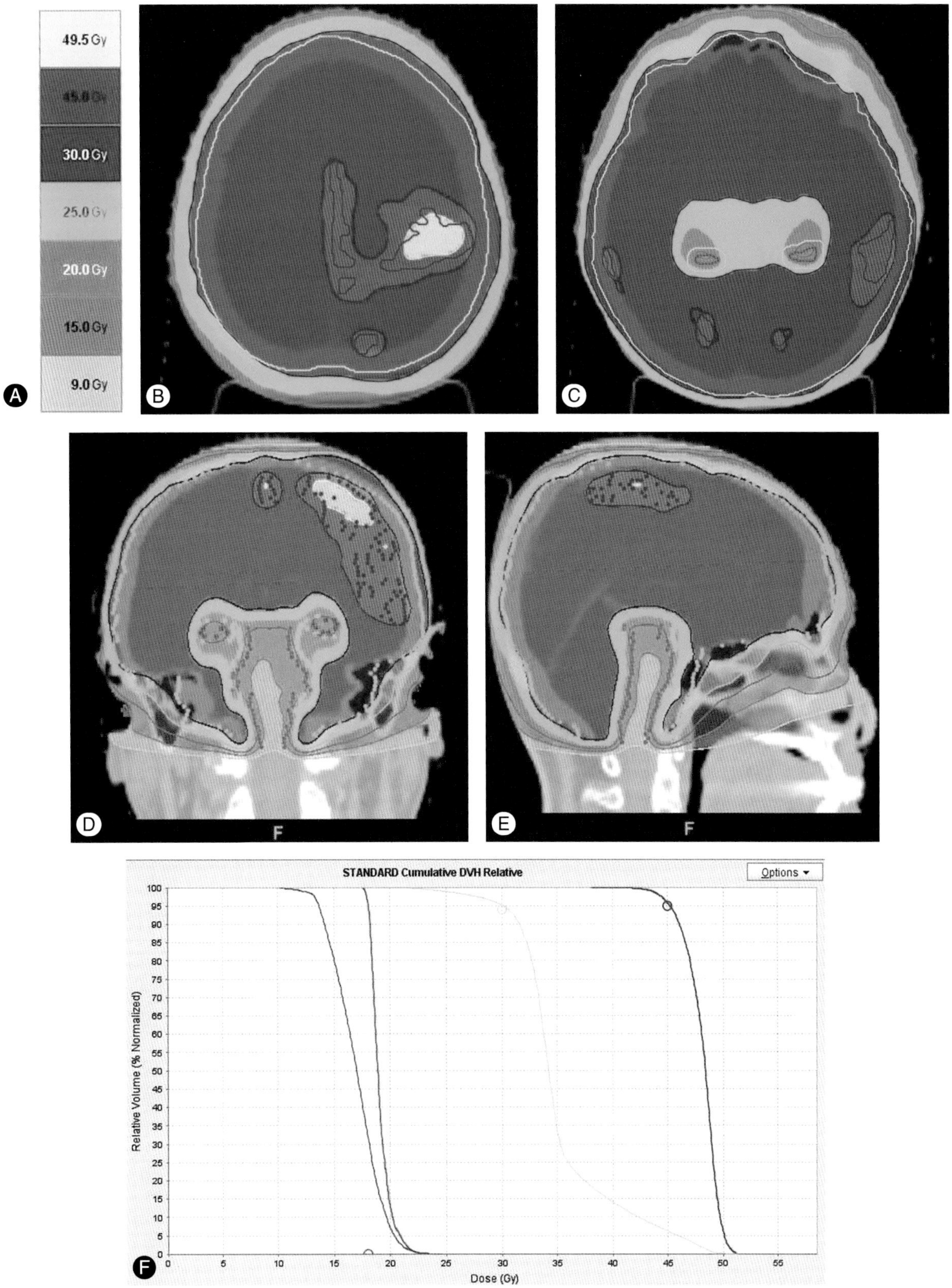

图 1-2-14　石某 TOMO 治疗剂量曲线、DVH 图
注：GTV:红色，PTV-brain:绿色，脑干:森林绿，海马:粉色

【治疗结果】

2018 年 1 月(治疗后 1 个月)复查脑 MRI,脑膜转移灶范围较前缩小,仍可见少许条片样强化,周围水肿范围缩小。患者接受全身靶向治疗等综合治疗,并行骨转移放疗。随访至 2019 年 3 月存活,放疗后生存时间 15 个月,右侧肢体麻木明显好转,仍不能进行精细运动,无其余神经系统症状(图 1-2-15)。

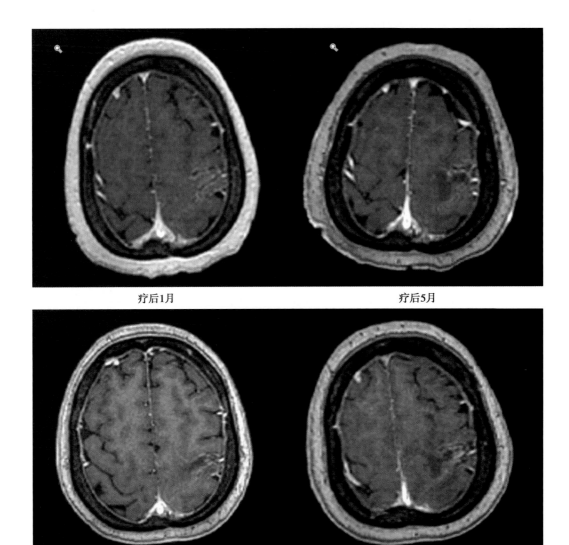

疗后1月　　　　　　　　　　疗后5月

疗后1年　　　　　　　　　　疗后15月

图 1-2-15　石某治疗后脑 MRI(T₁增强)

案例 33　脑膜转移瘤 TOMO 治疗

【病例特点】

常某,77 岁,男性,2014 年 10 月发现右肺腺癌,术后化放疗后于 2016 年 2 月出现单发脑转移灶,行靶向治疗及伽马刀治疗。2017 年 12 月出现右枕叶片状脑膜转移(图 1-2-16)。

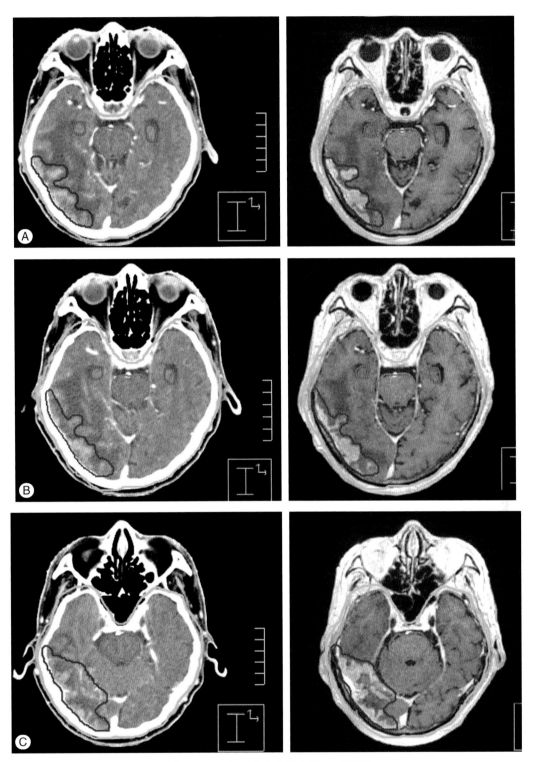

图 1-2-16　常某放疗前脑 MRI(T$_1$ 增强)

【治疗方案】

采用 TOMO 技术,全脑加脑膜局部推量,GTV 体积 46.4cm^3。处方剂量:95%PTV-brain 40Gy/2Gy/20f,95%GTV 60Gy/3Gy/20f(图 1-2-17)。

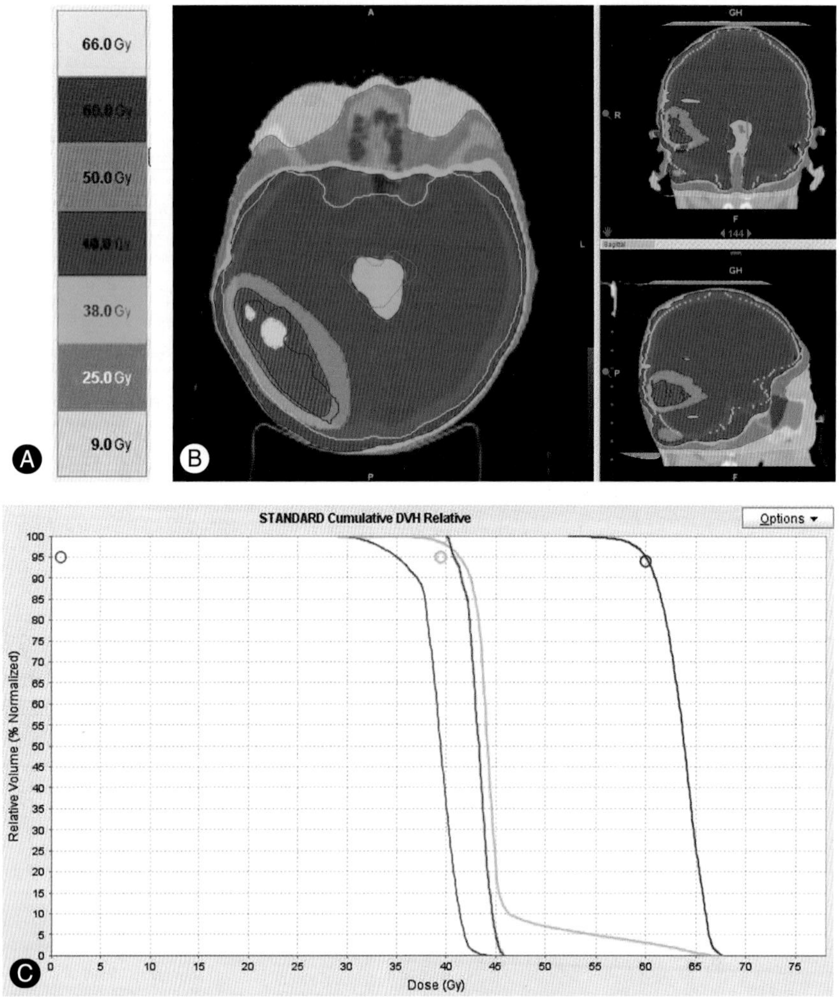

图 1-2-17　常某 TOMO 治疗剂量曲线、DVH 图
注：GTV：红色，PTV-brain：绿色，脑干：森林绿，海马：粉色

【治疗结果】

2018 年 5 月复查脑 MRI 示脑膜病灶强化明显减低，体积缩小（图 1-2-18）。随访至 2019 年 1 月患者存活，病情平稳。

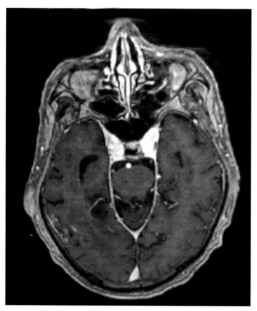
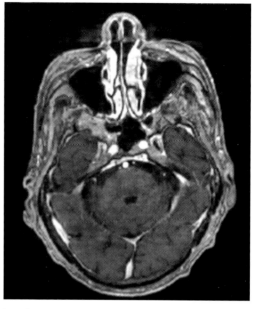

图 1-2-18　常某治疗半年后复查 MRI（T$_1$ 增强）

案例 34　局部病灶侵犯脑膜 TOMO 治疗

【病例特点】

刘某,65 岁,女性,2013 年 9 月发现左肺中低分化腺癌,2016 年 9 月出现右眼视力下降伴头痛,2016 年 12 月脑 MRI 检查提示脑实质、脑膜多发异常强化信号,考虑转移(图 1-2-19)。基因检测提示 EGFR 19 号外显子缺失突变,行靶向治疗后头痛减轻。

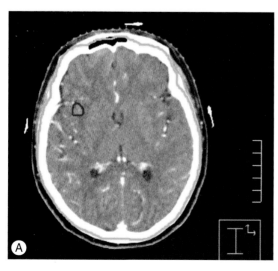
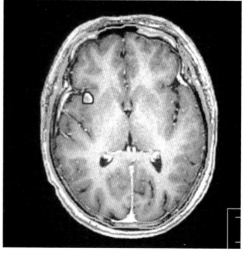

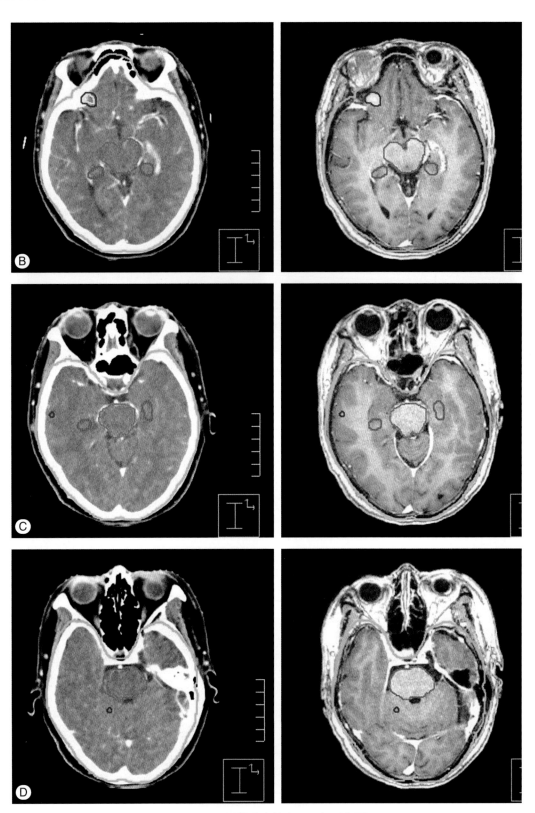

图 1-2-19 刘某放疗前脑 MRI（T₁增强）

【治疗方案】

采用 TOMO 技术，行全脑 + 病灶局部推量。勾画脑部 4 个转移灶，GTV 总体积 1.9cm³。其中 GTV2 位于右侧视神经上方，内收 2mm 形成 Boost 2，处方剂量：95%PTV-brain 40Gy/2Gy/20f，95%GTV1-4 60Gy/3Gy/20f，95%Boost 2 66Gy/3.3Gy/20f，同步替莫唑胺化疗（图 1-2-20）。

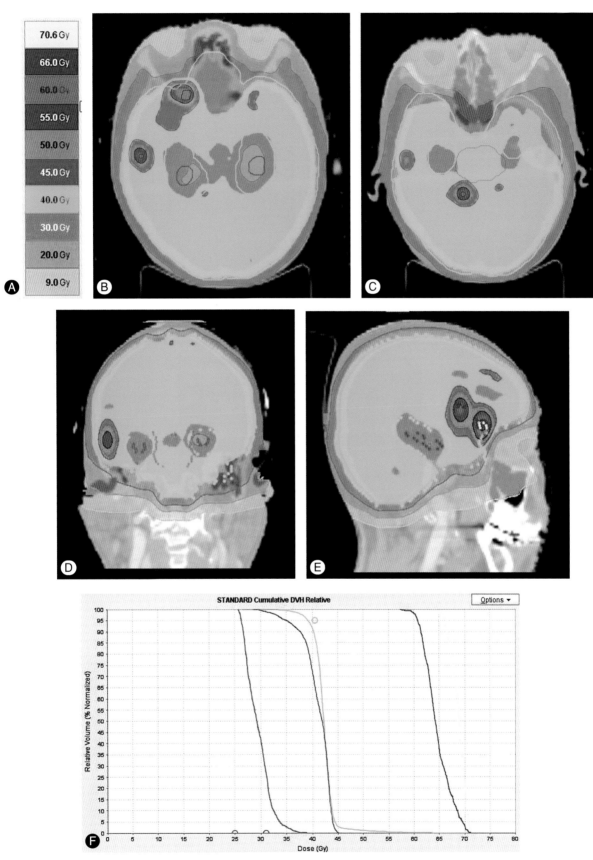

图 1-2-20 刘某 TOMO 治疗剂量曲线、DVH 图

GTV:红色,Boost:黄色,PTV-brain:绿色,脑干:森林绿,海马:粉色

【治疗结果】

治疗 15 次时复查脑 MRI，肿瘤体积同前相仿，继续完成剩余剂量放疗，患者视物不清较前好转。随访至 2018 年 8 月患者存活，复查治疗病灶未进展，未出现新发灶（图 1-2-21~图 1-2-23）。

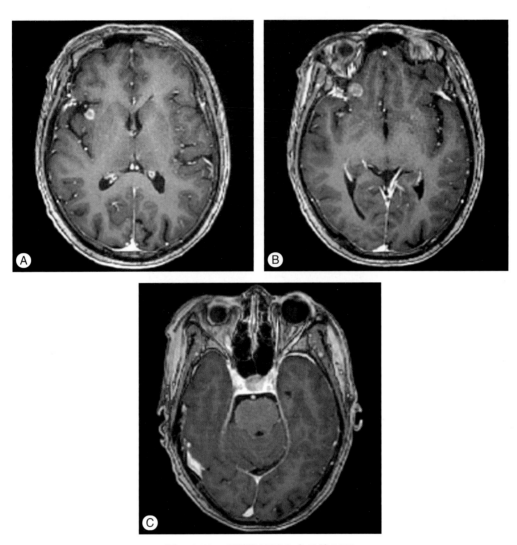

图 1-2-21 刘某治疗后 2 个月脑 MRI

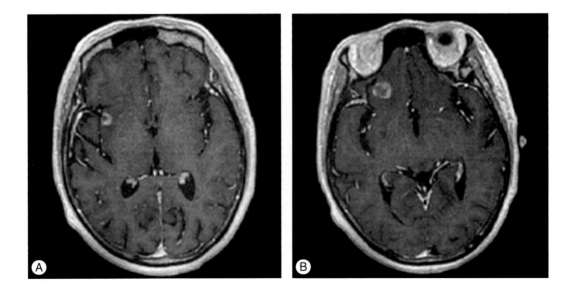

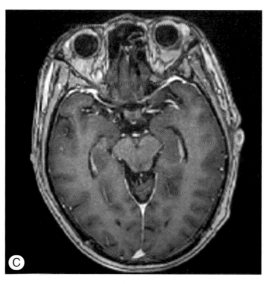

图 1-2-22　刘某治疗后 1 年脑 MRI

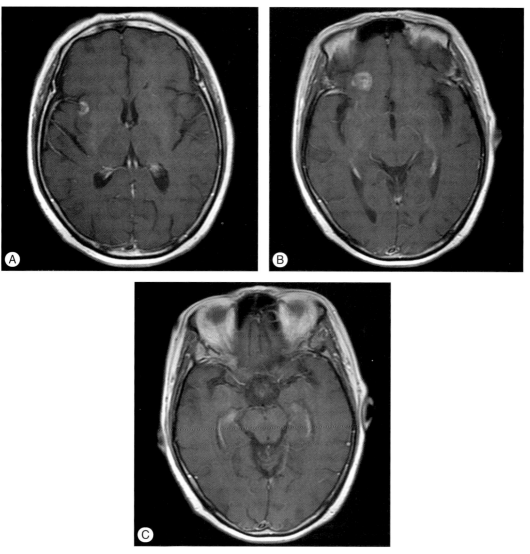

图 1-2-23　刘某治疗后 20 个月脑 MRI

第三节 全中枢转移

恶性肿瘤晚期患者,尤其是脑膜转移患者可能出现全中枢神经系统转移,即颅内转移合并脊髓转移,多是由于癌细胞沿脑脊液播散所致。脊髓转移是一类极其复杂且预后极差的疾病,由于脊髓部位特殊,手术切除风险大,且可能出现截瘫等严重并发症,因此放射治疗在脊髓转移的治疗中占有不可替代的作用。然而,脊髓作为串联器官,最大耐受剂量较低,所以必须严格限制病灶周围正常脊髓的受量,同时尽量提高病灶的剂量,避免造成治疗后短期内复发的尴尬处境。TOMO 放疗技术可避免全脊髓分段照射导致的摆位误差增加及连接处剂量不均等问题,其配套的图像引导设备可保证患者体位的准确性,是全脑全脊髓放疗患者的福音。

中国医学科学院肿瘤医院一般对于全中枢转移患者采用 TOMO 技术进行全脑 + 全脊髓放疗,全脊髓 36Gy/1.8Gy/20f,全脑放疗及脑部病灶推量剂量同脑转移瘤。如接受全脊髓放疗后脊髓病灶复发,则情况更加复杂,需结合放疗后间隔时间、脊髓复发灶部位、颅外病灶控制情况等因素行个体化治疗。每次治疗前均需进行图像引导、校正体位,且治疗期间需密切关注患者血象,可预防性服用升白细胞药物,大部分患者可耐受治疗。对于全中枢转移的患者,鞘内注射化疗不可或缺,若患者颅高压症状较重、一般情况差,难以耐受长时间平卧放疗可先行鞘内注射治疗缓解症状,其他情况建议先行放疗。

案例 35 全中枢多发转移 TOMO 治疗

【病例特点】

盛某,41 岁,女性,乳腺癌术后、化疗后 2 年出现小脑 2 处转移,行 SRT 治疗,后行靶向治疗 + 全身化疗。放疗后 9 个月出现左下肢麻木、咀嚼运动异常,2015 年 12 月复查脑 MRI 发现脑实质多发转移,大者约 1.2cm。脊髓 MRI 示:颈髓可见多个强化结节,胸 3、腰 1 水平脊髓可见强化结节,均考虑转移(图 1-3-1)。

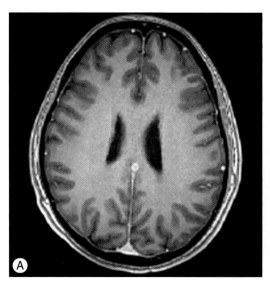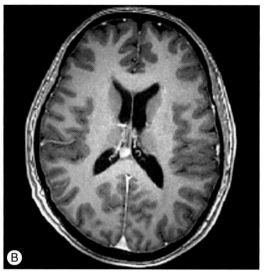

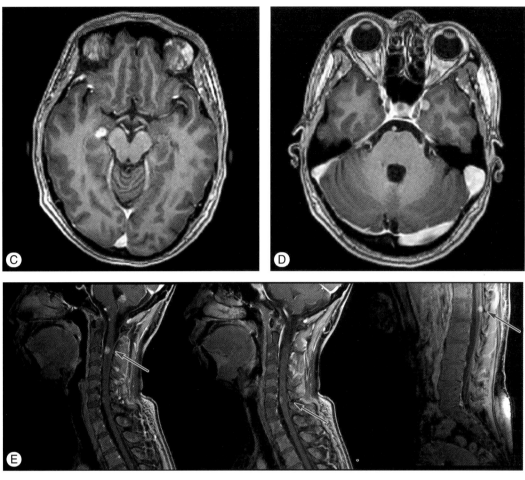

图 1-3-1 盛某放疗前脑、脊髓 MRI

【治疗方案】

2016 年 1 月,采用 TOMO+SRS 技术,行全脑全脊髓放疗 + 病灶同步加量。勾画脑部可见病灶为 GTV1-6,其中小脑两个小病灶行 SRS 治疗,剂量分别为 20Gy/1f 和 24Gy/1f。其余处方剂量 95%GTV-all 50Gy/2.5Gy/20f,95%PTV-brain 40Gy/2Gy/20f,95%PTV-Cord 36Gy/1.8Gy/20f(图 1-3-2)。同步替莫唑胺化疗。

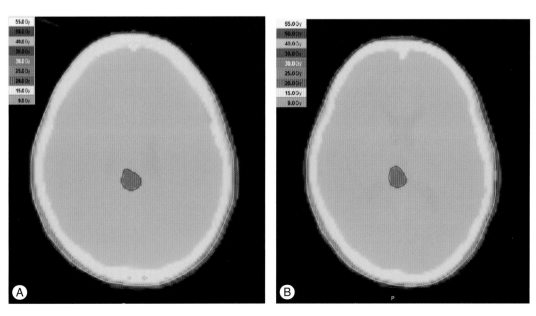

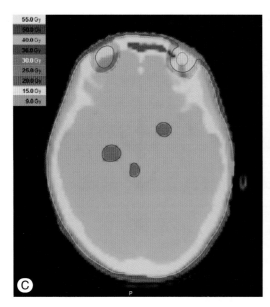

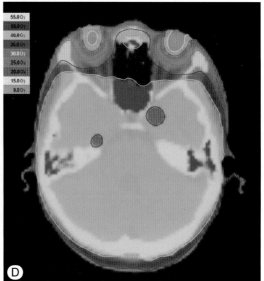

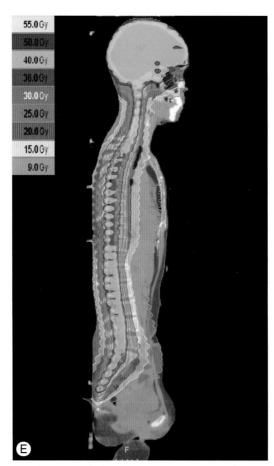

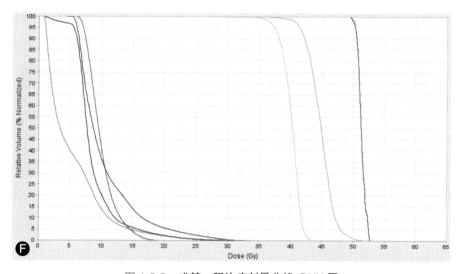

图 1-3-2　盛某一程治疗剂量曲线、DVH 图

注:DVH 图中红色为 GTV-all,绿色为全脑,浅蓝色为全脊髓,粉色为双肾,
紫色为小肠,宝蓝色为结肠,森林绿为双肺

【治疗结果】

治疗后 3 个月复查脑和脊髓转移灶均较前缩小。后患者行赫赛汀靶向治疗及全身化疗,定期随访颅内、髓内控制好(图 1-3-3)。放疗后 10 个月(2017 年 1 月),患者出现大便失禁,复查腰椎 MRI 提示 L_1 水平腰髓转移瘤复发(图 1-3-4)。

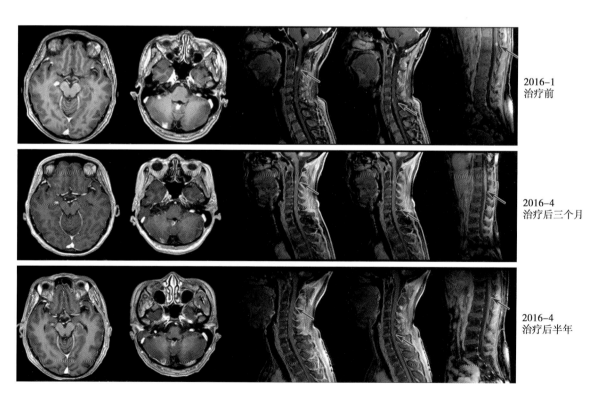

2016-1
治疗前

2016-4
治疗后三个月

2016-4
治疗后半年

图 1-3-3　盛某一程治疗后复查 MRI

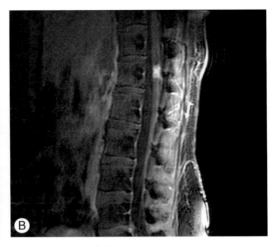

图 1-3-4　盛某一程治疗 10 个月后腰髓复发

【复发后治疗】

针对复发的腰髓病灶行 VMAT 放疗。GTV 为 L₁ 水平腰髓病灶,Boost 为 GTV 内收 2mm 形成。处方剂量:95%GTV 32.4Gy/1.8Gy/18f,95%Boost 35.28Gy/1.96Gy/18f(图 1-3-5)。

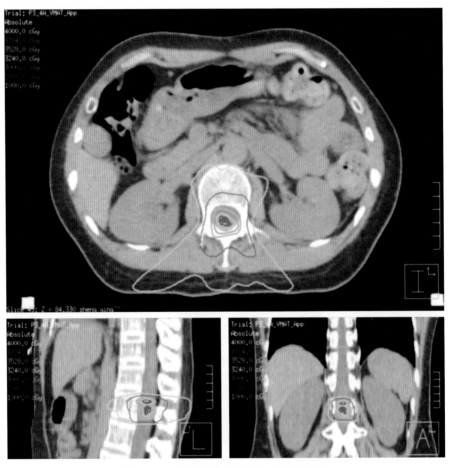

图 1-3-5　盛某腰髓 VMAT 治疗剂量分布

【治疗结果】

治疗后腰髓病灶较前缩小,但患者仍有大便失禁。二程放疗后 16 个月(2018 年 5 月)出现头痛、头晕、走路不稳症状,复查脑、脊髓 MRI 提示出现侧脑室后方透明隔区及侧脑室前方脑膜转移,脑干后方新发转移灶,小脑病灶复发,颈段脊髓出现转移(图 1-3-6)。

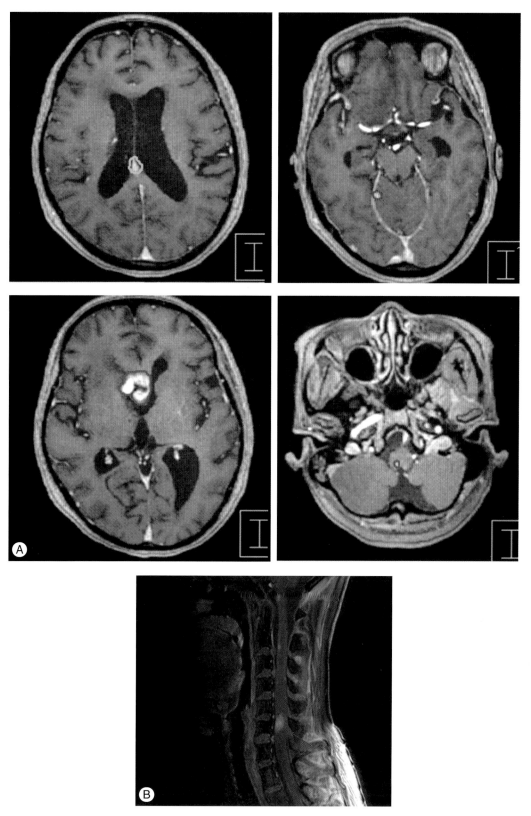

图 1-3-6 盛某复发、新发病灶

【三程治疗】

制定 TOMO 计划,勾画 GTV1 为小脑复发灶、GTV2、3 为脑膜病灶,GTV4 为脑干后方病灶,GTVc 为颈段脊髓转移灶,后方内收 2mm 形成 boostc。处方剂量:95%GTV1-3 60Gy/3Gy/20f,95%GTV4 40Gy/2Gy/20f,95%boostc 38Gy/1.9Gy/20f(图 1-3-7)。

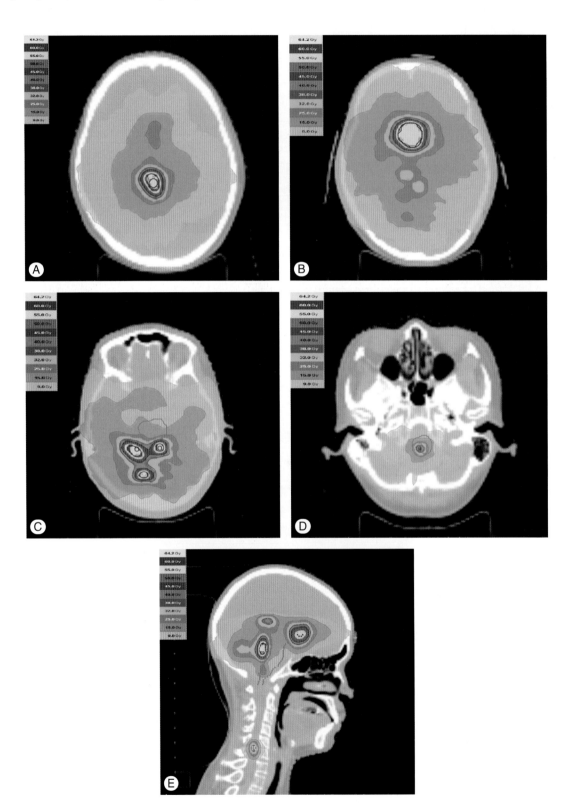

图 1-3-7　盛某三程治疗剂量曲线

【治疗效果】

治疗后病灶稳定,未出现中枢神经系统新发病灶(图 1-3-8)。患者于 2018 年 11 月死亡,死因为重症肺炎,从第一次全中枢放疗起存活时间 34 个月。

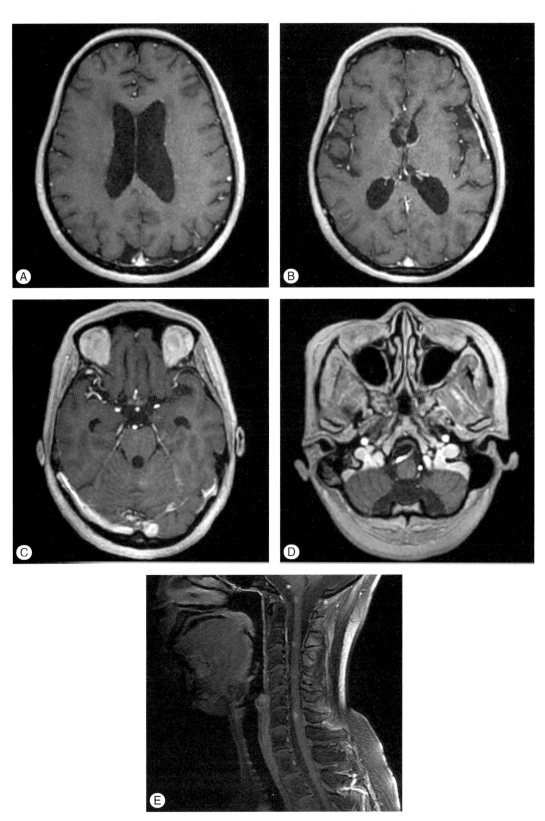

图 1-3-8 盛某三程治疗后 2 个月复查

119

案例 36 胸部放疗后胸髓转移 IMRT 治疗

【病例特点】

张某,46 岁,男性,左肺腺癌术后,分期 T1bN0M0,未行辅助治疗。4 年后出现纵隔 5 区淋巴结复发,行胸部根治性同步放化疗 DT 59Gy,后行维持化疗。化疗期间出现脑部多发转移瘤,改为盐酸厄洛替尼平(特罗凯)靶向治疗,脑部病灶控制可,但靶向治疗后 9 个月(2017 年 1 月)出现平胸 9 椎体脊髓旁转移结节(图 1-3-9)。

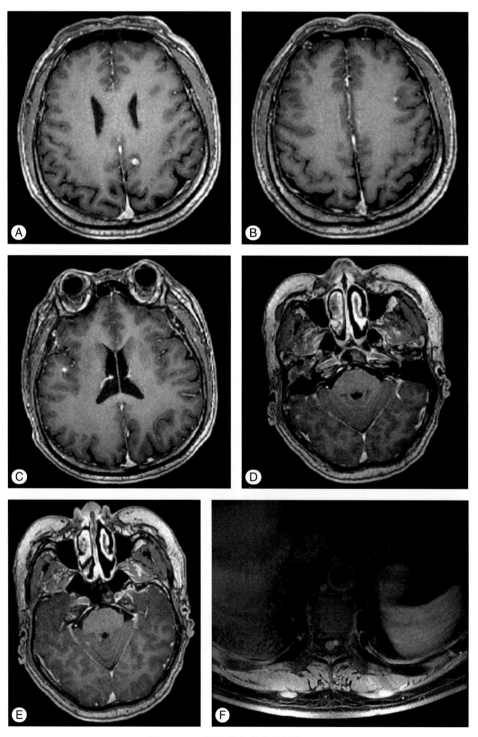

图 1-3-9 张某放疗前脑、胸髓 MRI

【治疗方案】

采用 TOMO 技术,由于患者在本次放疗前 2 年 4 个月曾行上纵隔放疗,当时脊髓 D_{max} 30.9Gy,故本次放疗胸 1~6 水平脊髓不予照射。勾画 GTV1-6 为脑部可见转移灶,GTV-cord 为胸髓旁转移灶,CTV-brain 为全脑,外扩 8mm 形成 PTV-brain,CTV-cord 为颈段、胸 7~12、腰段脊髓,外扩 5mm 形成 PTV-cord。处方剂量 95%GTV1-6 60Gy/3Gy/20f,95%PTV-brain 40Gy/2Gy/20f,95%GTV-cord 48Gy/2.4Gy/20f,95%PTV-cord 36Gy/1.8Gy/20f(图 1-3-10)。同步口服替莫唑胺。

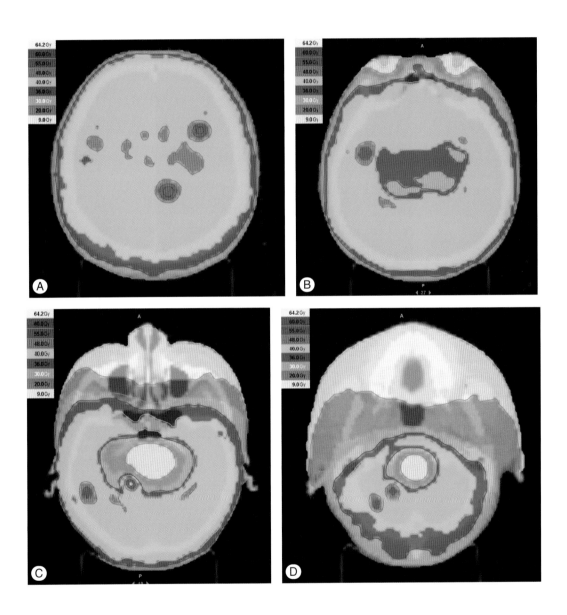

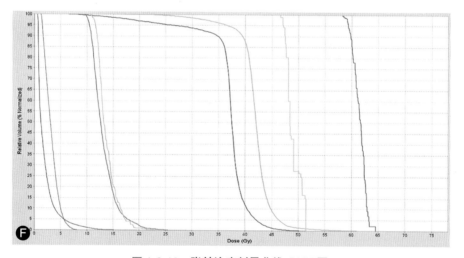

图 1-3-10 张某治疗剂量曲线、DVH 图
注:DVH 图中由右向左红色为 GTV-all,天空蓝为 GTV-cord,绿色为全脑,紫色为全脊髓,
浅紫色为海马,森林绿为脑干,粉色为双肾,蓝色为双肺

【治疗结果】

治疗后 2 个月复查脑和脊髓转移灶 SD。后改用甲磺酸奥希替尼片(泰瑞沙)靶向治疗。2019 年 1 月随访存活,颅内、脊髓、颅外无进展(图 1-3-11,图 1-3-12)。

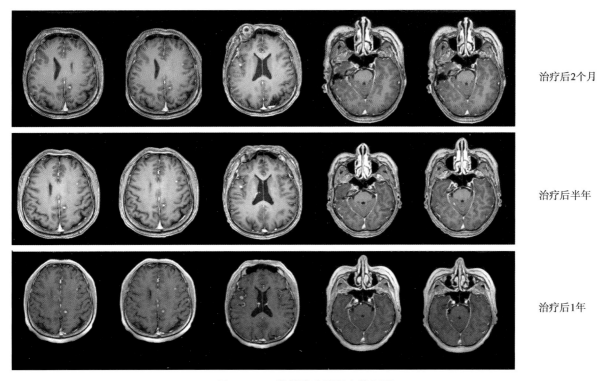

图 1-3-11　张某治疗后复查脑 MRI

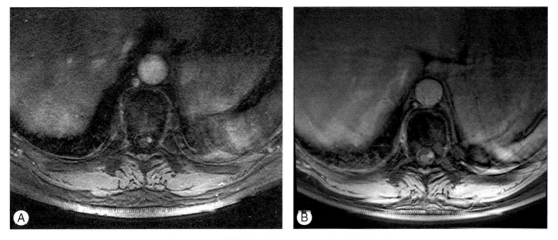

图 1-3-12　张某治疗后 2 个月、半年胸髓 MRI

第四节　复发脑转移瘤

　　对于位于安全部位的颅内寡转移瘤,手术切除是一种重要的治疗手段,但是,单纯外科治疗后局部复发率仍较高,有些研究其至报道复发率高达 46%。尤其对于低分化、恶性程度较高的病理类型,如不接受术后放疗,多数患者会在短期内复发。另外部分文献报道手术切除后可能会增加脑膜播散的风险,因此建议行颅内肿瘤术后放疗。而对于已经复发的脑转移瘤,尤其是单发病灶,应积极进行局部大分割放疗。总体治疗原则是:如患者既往只接受手术治疗,复发病灶按初治新发病灶处理;如患者既往接受过全脑放疗或病灶局部放疗,应结合病灶位置、体积、放疗间隔时间等因素,采用个体化分割剂量。靶区勾画原则与初治转移瘤一致,应避免过度扩大勾画范围,造成瘤周脑组织坏死等不良反应。

案例 37 复发转移瘤 VMAT 治疗

【病例特点】

王某,46 岁,女性,乳腺癌术后化疗后 3.5 年,2016 年 1 月出现颅内单发转移瘤,外院 γ 刀放疗后 7 个月复发,手术切除后 1 个月余再次局部复发,2016 年 10 月脑 MRI 提示肿瘤大小约 3.2cm×2.8cm× 1.4cm(图 1-4-1)。

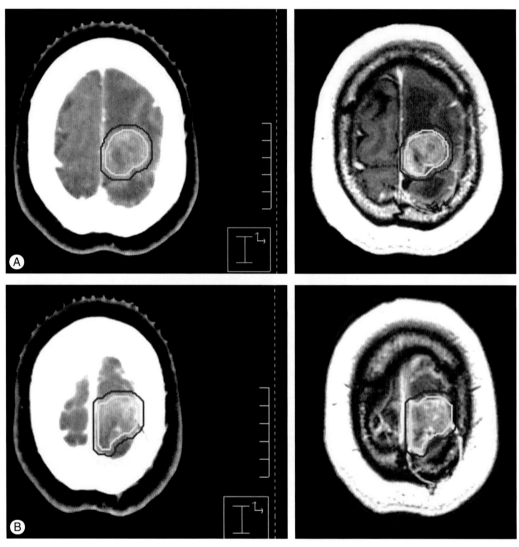

图 1-4-1 王某定位 CT、MRI

【治疗方案】

行 VMAT 计划放疗,GTV 体积 20.4cm³,处方剂量:95%GTV 52.5Gy/3.5Gy/15f,95%Boost 60Gy/ 4Gy/15f(图 1-4-2)。

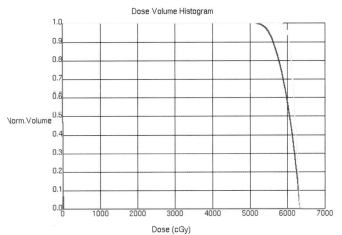

图 1-4-2 王某 VMAT 治疗剂量曲线、DVH 图

【治疗结果】

2016年3月复查脑MRI,转移瘤明显缩小。随访至2019年3月患者存活,颅内病灶控制,未见新发病灶(图1-4-3)。

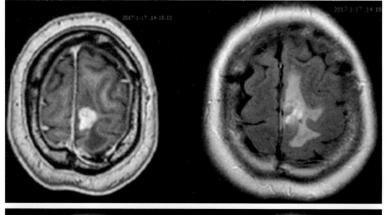

2017.1.17
治疗后1.5个月

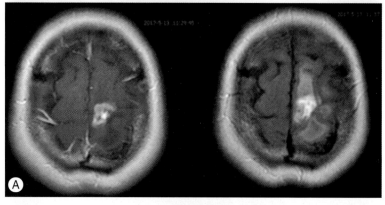

2017.5.13
治疗后5.5个月

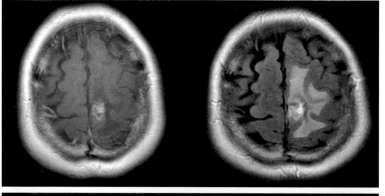

2017.12
治疗后1年

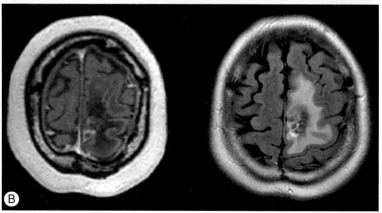

2018.11
治疗后近2年

图 1-4-3　王某放疗后脑 MRI

案例 38 多发性复发脑转移瘤 TOMO 治疗

【病例特点】

李某,44 岁,男性,2013 年 7 月发现小细胞肺癌锁骨上淋巴结转移放化疗后,2014 年 2 月行全脑预防性放疗(DT:25Gy/2.5Gy/10f),2015 年 8 月发现左颞叶及脑室系统弥漫多发脑转移瘤,患者有明显颅高压症状(图 1-4-4)。

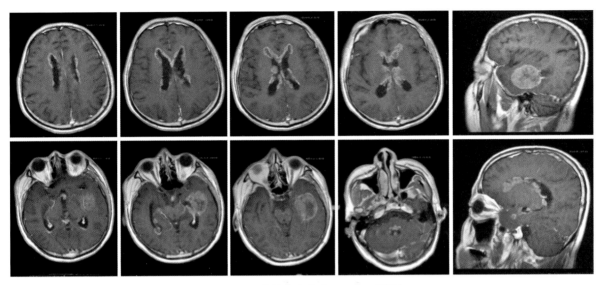

图 1-4-4 李某放疗前脑 MRI(T$_1$ 增强)

【治疗方案】

使用 TOMO 技术放疗,GTV 总体积 148.0cm³,处方剂量:95%GTV1 35Gy/3.5Gy/10f;95%Boost1 45Gy/4.5Gy/10f;95%GTV2-3 25Gy/2.5Gy/10f;95%PTV-brain 20Gy/2Gy/10f(图 1-4-5)。同步替莫唑胺化疗,并予 MTX 鞘注化疗 5 次。

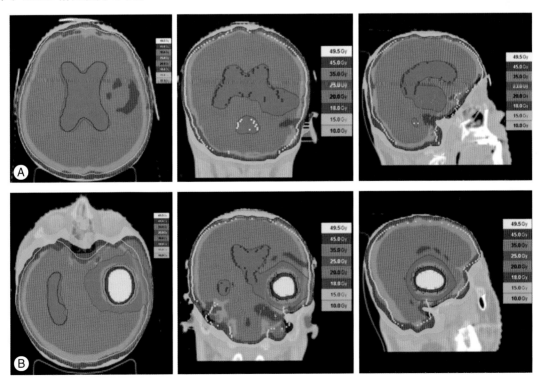

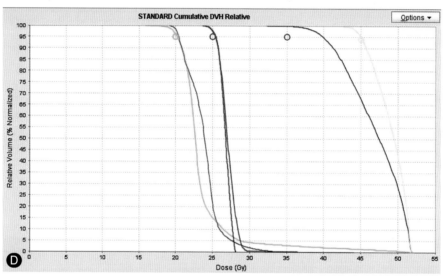

图 1-4-5　李某 TOMO 计划剂量曲线、DVH 图

注：GTV：红色，Boost：黄色，PTV-brain：绿色，脑干：森林绿

【治疗结果】

2015 年 11 月复查脑室及左颞叶转移瘤体积明显缩小。2016 年 5 月脑室内弥漫性脑膜转移复发（图 1-4-6）。

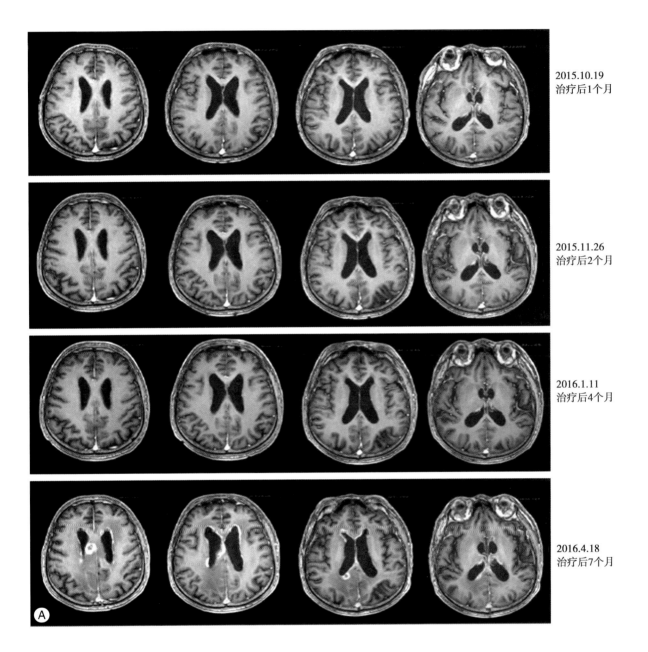

2015.10.19
治疗后1个月

2015.11.26
治疗后2个月

2016.1.11
治疗后4个月

2016.4.18
治疗后7个月

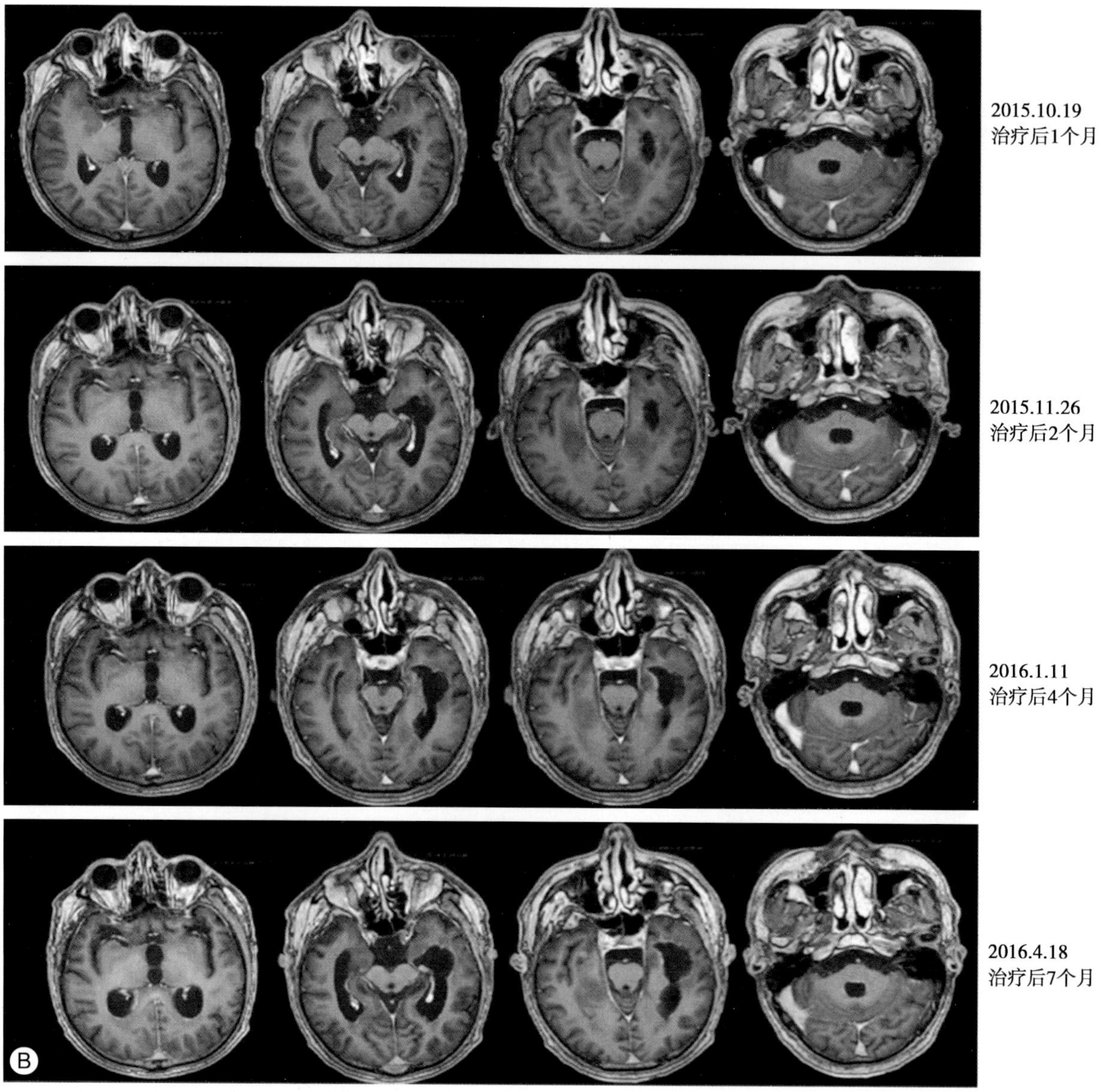

<table>
<tr><td></td><td>2015.10.19 治疗后1个月</td></tr>
<tr><td></td><td>2015.11.26 治疗后2个月</td></tr>
<tr><td></td><td>2016.1.11 治疗后4个月</td></tr>
<tr><td></td><td>2016.4.18 治疗后7个月</td></tr>
</table>

图 1-4-6 李某放疗后复查脑 MRI(T$_1$ 增强)

【二程治疗】

2016 年 5 月行再程 TOMO 局部挽救放疗。95%GTV1-3 45.5Gy/3.5Gy/13f(图 1-4-7)。

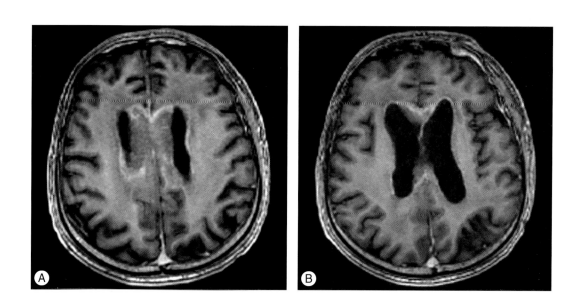

图 1-4-7　李某再程 TOMO 计划剂量曲线

【治疗结果】

TOMO 技术挽救放疗后生存 14 月,2016 年 7 月颅内稳定(图 1-4-8),2016 年 12 月死于全身转移。

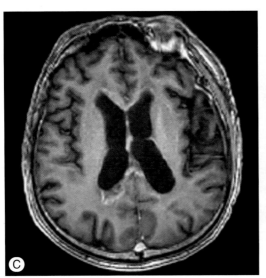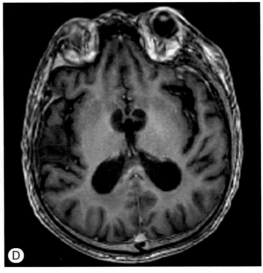

图 1-4-8　李某再程放疗后复查脑 MRI(T₁增强)

第五节　恶性胶质瘤

　　放疗在恶性胶质瘤中最重要的应用是高级别胶质瘤。本书中收录的病例主要是复发的恶性胶质瘤,对于这类患者,目前指南对于大分割放疗没有明确的推荐。由于这些患者大多既往接受过放疗,因此靶区范围不宜过大,单次剂量也应适当提高以增强局部控制率。中国医学科学院肿瘤医院推荐对于复发病灶,如采用 IMRT/VMAT 技术,大分割模式,GTV 外放 2mm 形成 PGTV,处方剂量:60Gy/4Gy/15f,而瘤床区 GTVtb 外放 3~5mm 形成 PGTVtb,给予 45Gy/3Gy/15f,同步替莫唑胺化疗,应用此治疗方案患者大多能获得良好的局部控制和生存期。如采用 TOMO 技术,GTV 可不外放,接受 60Gy/15f 的处方剂量。

案例 39　胶质细胞肉瘤术后复发 VMAT 治疗

【病例特点】

　　王某,56 岁,女性,双下肢无力伴视物模糊,2017 年 6 月外院行右枕叶肿物切除术,术中见肿物侵及枕部皮质,术后病理示:胶质细胞肉瘤(WHO Ⅳ级)。肢体无力较前好转,仍有视力模糊。2017 年 8 月复查脑 MRI 提示右侧枕叶术区深部见不规则异常信号肿物,部分突入右侧侧脑室内,增强后边缘明显强化,邻近脑膜增厚、强化,警惕肿瘤复发(图 1-5-1)。

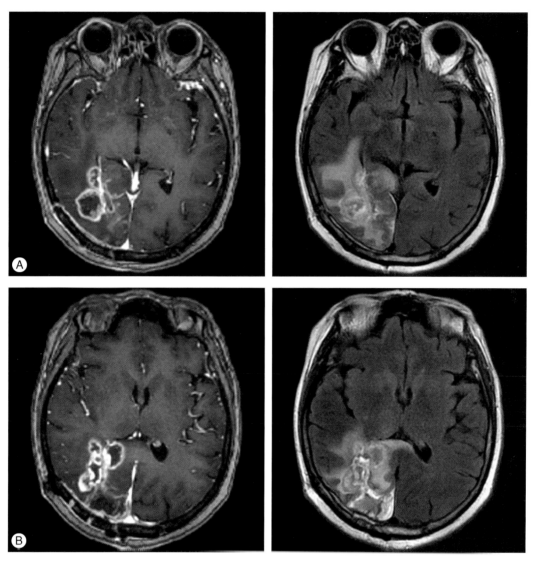

图 1-5-1　王某放疗前脑 MRI
A:T₁ 增强,B:T₂-FLAIR

A:T_1 增强,B:T_2-FLAIR

【治疗方案】

采用 VMAT 技术,GTV 为右侧枕叶复发病灶,GTVtb 为右侧枕骨瘤床,GTV 外扩 2mm 形成 PTV1,GTVtb 外扩 2mm 形成 PTV2。GTV 体积 44.6cm³,GTVtb 体积 38.1cm³。处方剂量:95%PTV1 60Gy/4Gy/15f,95%PTV2 45Gy/3Gy/15f,同步口服替莫唑胺(图 1-5-2)。

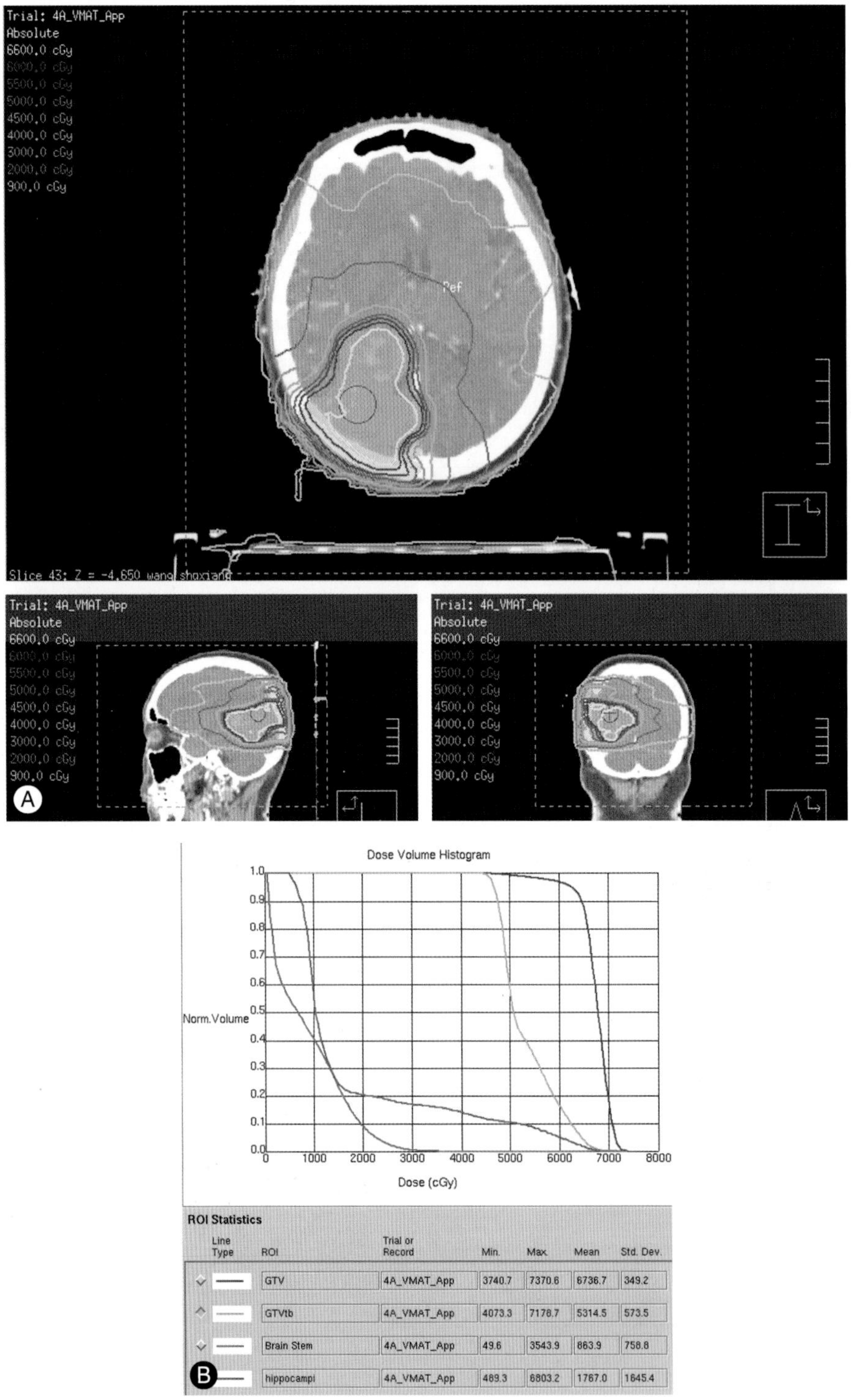

图 1-5-2 王某 VMAT 剂量曲线、DVH 图

【治疗结果】

放疗 10 次后复查脑 MRI 提示复发病灶同前基本相仿,按原计划完成剩余剂量放疗。2018 年 2 月复查脑 MRI 形成放疗后改变,2019 年 1 月随访无局部复发征象(图 1-5-3~ 图 1-5-6)。

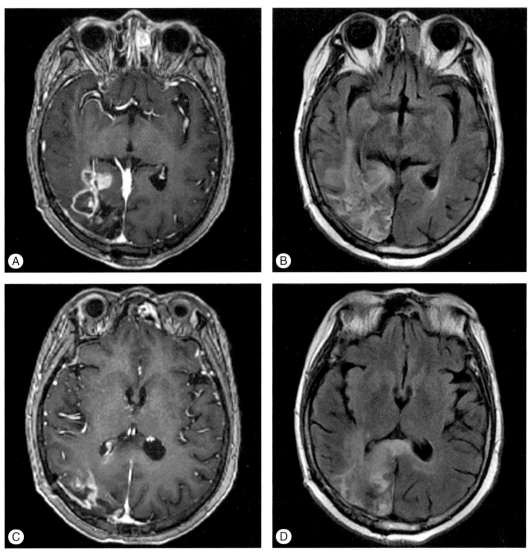

图 1-5-3 王某治疗后 1 个月脑 MRI
A、C:T_1 增强;B、D:T_2-FLAIR

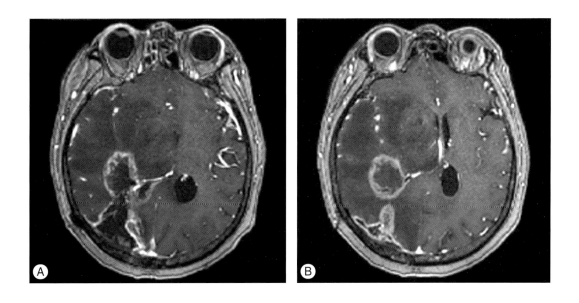

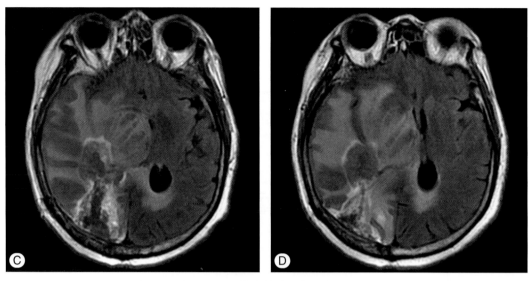

图 1-5-4 王某治疗后 6 个月脑 MRI

A、C:T_1 增强;B、D:T_2-FLAIR

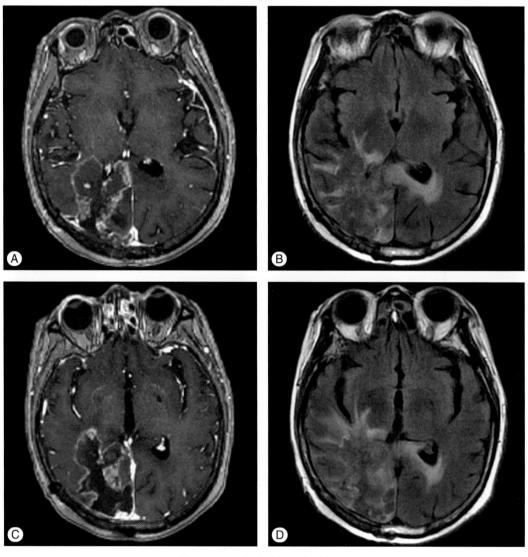

图 1-5-5 王某治疗后 1 年脑 MRI

A、C:T_1 增强;B、D:T_2-FLAIR

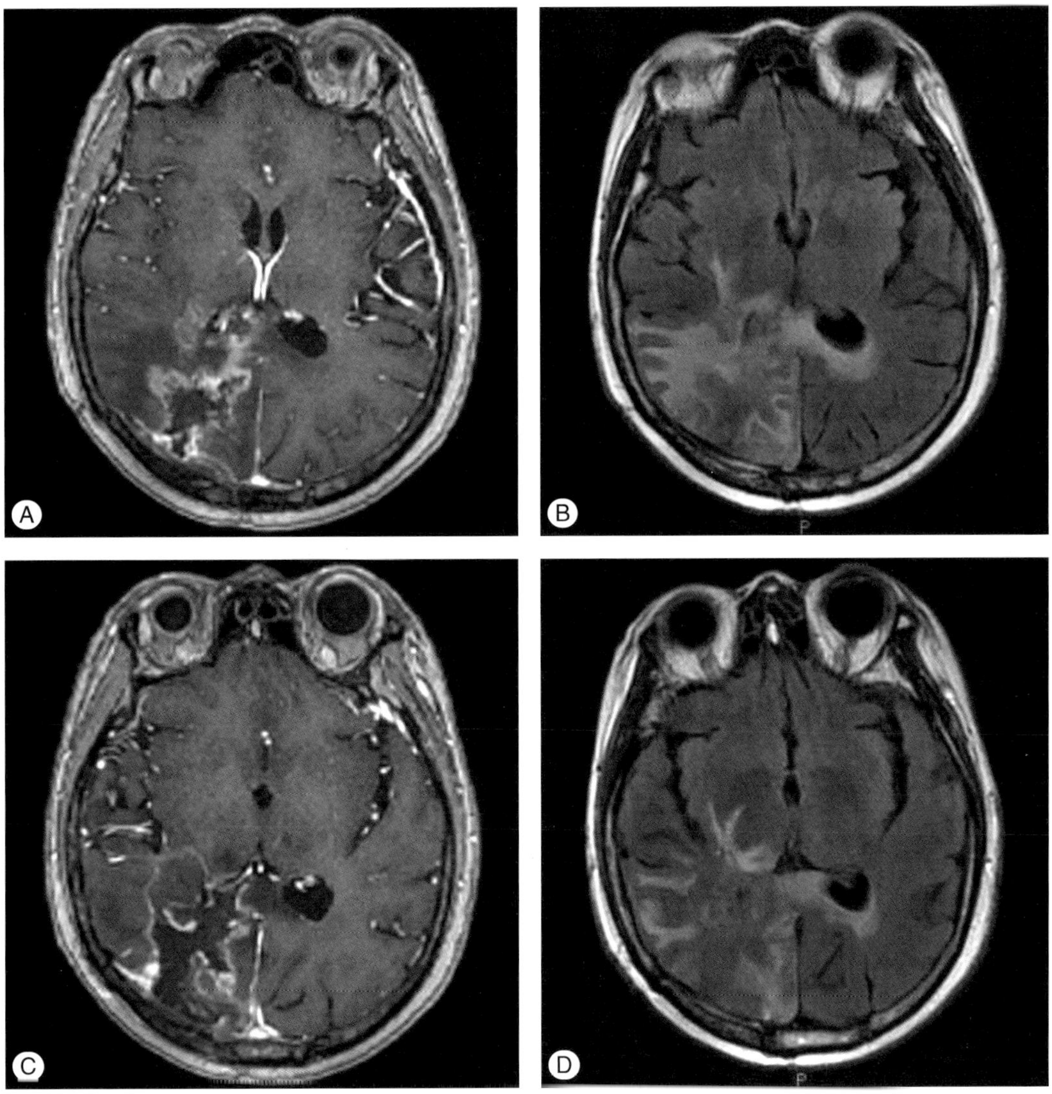

图 1-5-6　王某治疗后 1 年 3 个月脑 MRI

A、C:T_1 增强;B、D:T_2-FLAIR

案例 40　胶质母细胞瘤术后残留 TOMO 治疗

【病例特点】

孔某,55 岁,男性,2016 年 5 月出现间断头痛伴记忆力下降、命名障碍伴左侧肢体精细运动减退。外院脑 MRI 提示左侧颞枕叶多发病变,性质待定。2016 年 10 月行开颅手术切除病变,肿瘤大小约 2cm×1.6cm×2cm,术后病理:胶质母细胞瘤 IV 级。2016 年 12 月我院脑 MRI 提示术区周围脑实质多发结节,T_1WI 低信号,T_2WI 高信号,DWI 扩散受限不明显,增强扫描环形强化,倾向为肿瘤残留(图 1-5-7)。

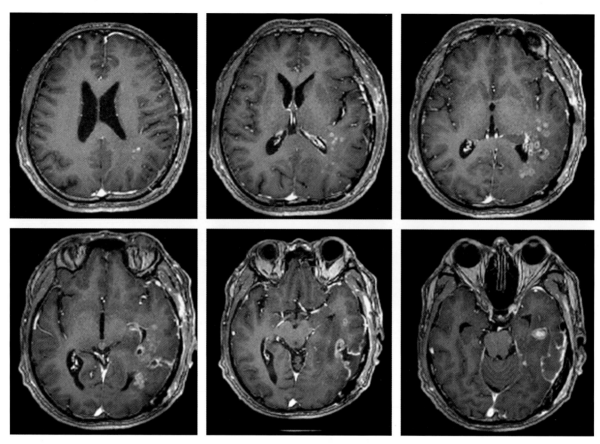

图 1-5-7 孔某放疗前脑 MRI（T$_1$ 增强）

【治疗方案】

采用 TOMO 技术，勾画 GTVp 为左侧脑实质及脑膜胶质瘤残留病灶，GTVtb 为左颞叶术后瘤床，PGTVtb 为 GTVtb 外扩 3mm。GTVp 体积 14.9cm³，GTVtb 体积 14.0cm³。处方剂量：95%GTVp 60Gy/4Gy/15f，95%PGTVtb 45Gy/3Gy/15f，同步口服替莫唑胺（图 1-5-8）。

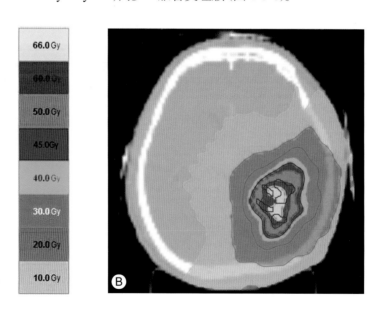

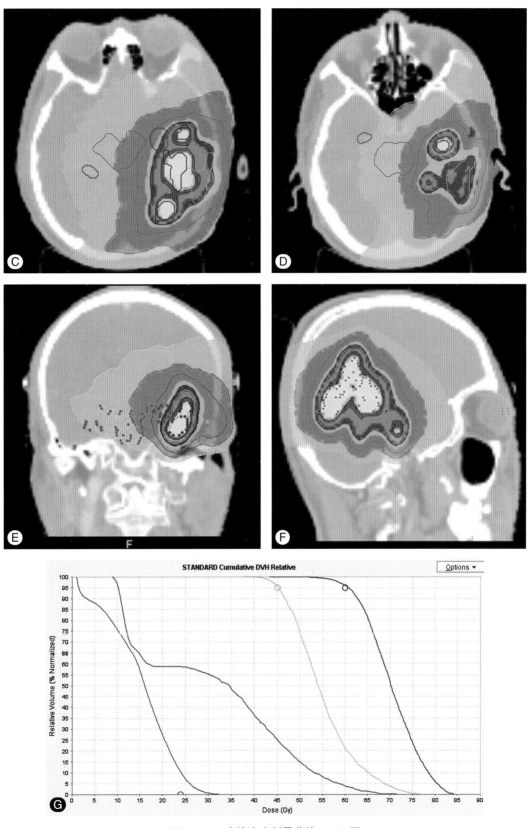

图 1-5-8 孔某治疗剂量曲线、DVH 图

注：GTVp：红色，PGTVtb：橙色，脑干：森林绿，海马：粉色

【治疗结果】

放疗后颅内病灶坏死及瘤周水肿明显，患者出现头痛等颅高压症状，行贝伐珠单抗（安维汀）

300mg,治疗 6 次,症状明显好转。随访至 2017 年 6 月患者存活,脑 MRI 提示病灶稳定(图 1-5-9 至图 1-5-11)。

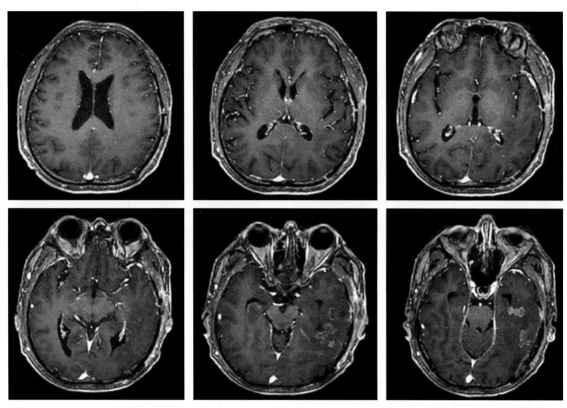

图 1-5-9　孔某治疗后 2 个月复查脑 MRI(T₁增强)

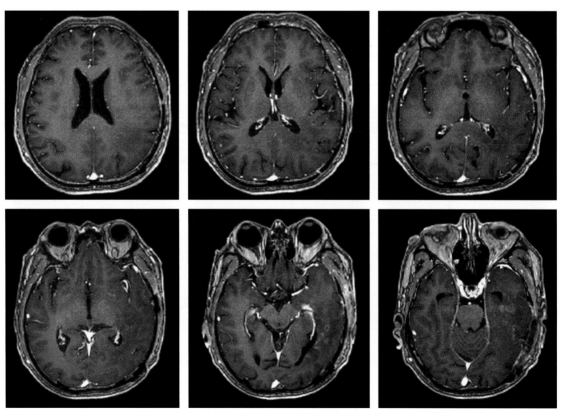

图 1-5-10　孔某治疗后 4 个月复查脑 MRI(T₁增强)

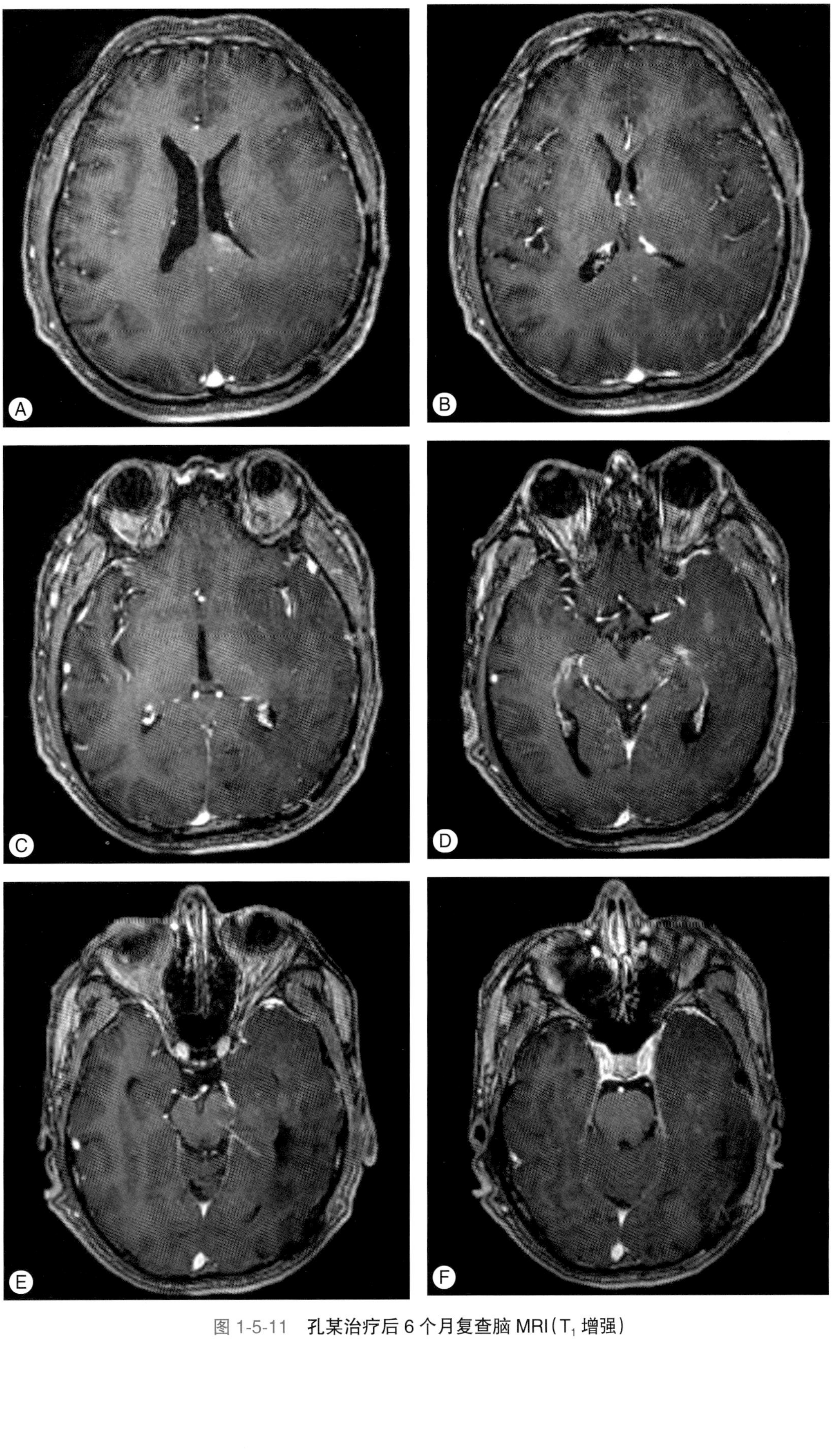

图 1-5-11 孔某治疗后 6 个月复查脑 MRI（T₁增强）

案例 41　胶质母细胞瘤部分切除术后残留进展 TOMO 治疗

【病例特点】

28 岁女性,2017 年 6 月外院行右侧额颞叶肿物开颅手术治疗,术后病理提示胶质母细胞瘤(WHO Ⅳ级),术后因一般情况较差延缓放疗,2017 年 7 月复查时发现术区及左额叶沿软脑膜条片状强化,并出现左侧额叶新发结节(图 1-5-12)。

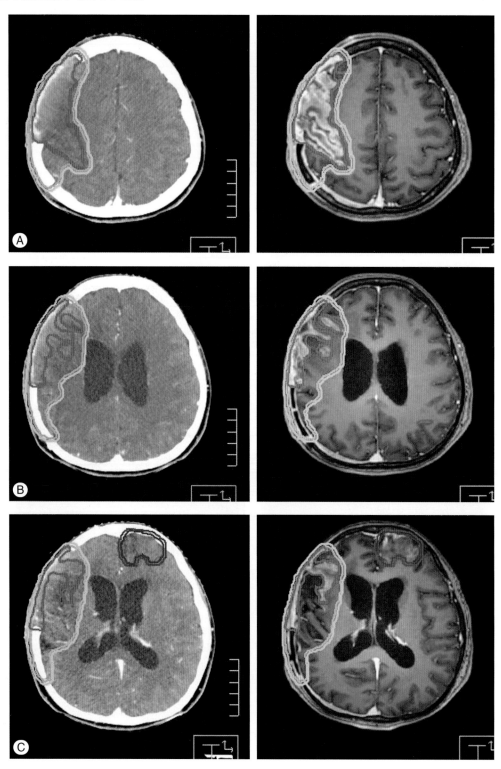

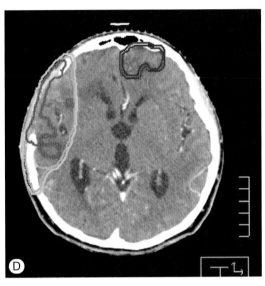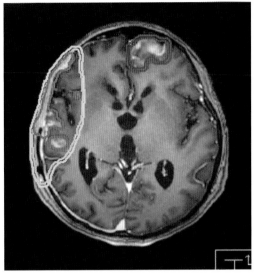

图 1-5-12 祝某定位 CT、MRI

【治疗方案】

采用 TOMO 技术放疗,CTV 为右额叶术区,GTV1 为右侧受侵脑膜,GTV2 为左侧额叶新发灶,GTV1、2 分别外扩 2mm 形成 PTV1、2。GTV1 体积 125.3cm³,GTV2 体积 18.4cm³。处方剂量:95%GTV1-2 60Gy/4Gy/15f,95%PTV1-2 45Gy/3Gy/15f。同步口服替莫唑胺,放疗中予贝伐单抗 200mg治疗 1 次。放疗 10 次时复查脑 MRI 显示病变控制,继续完成剩余剂量放疗(图 1-5-13)。

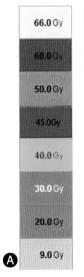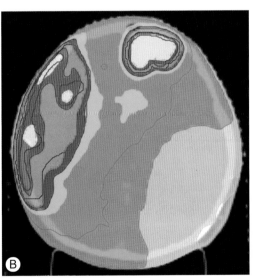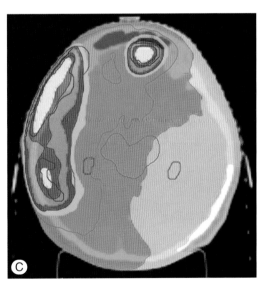

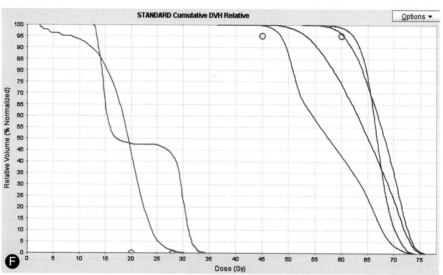

图 1-5-13　祝某治疗剂量曲线、DVH 图

注: GTV:红色,PTV:蓝色,脑干:森林绿,海马:粉色

【治疗结果】

放疗安全完成,2017 年 9 月复查脑 MRI 示脑膜及左额叶病灶强化明显减弱。2017 年 10 月、2018 年 1 月分别应用贝伐单抗 200mg 治疗。随访至 2018 年 12 月患者存活,目前无不适,病灶控制良好 (图 1-5-14,图 1-5-15)。

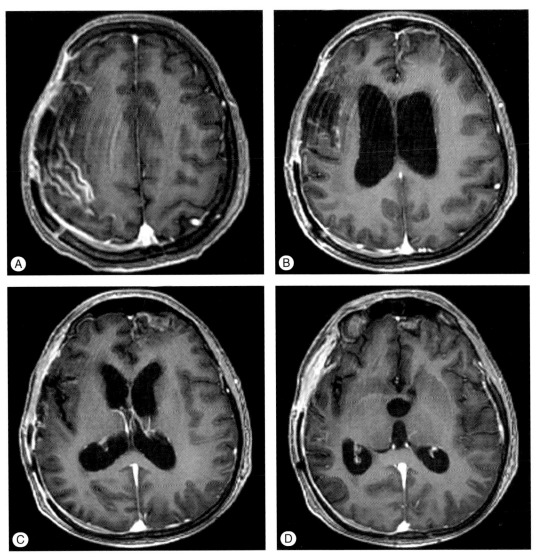

图 1-5-14　祝某放疗后 1 个月脑 MRI(T₁ 增强)

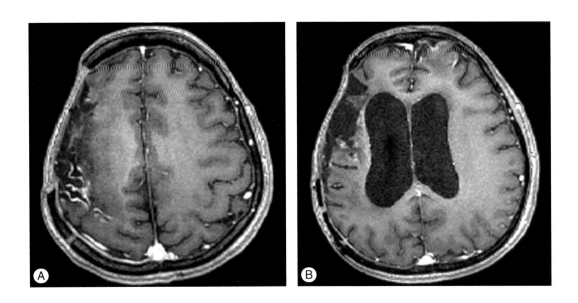

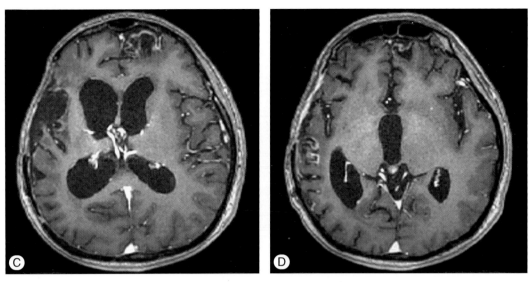

图 1-5-15 祝某放疗后 1 年 4 个月脑 MRI（T₁ 增强）

案例 42 胶质瘤术后放疗后复发 TOMO 挽救治疗

【病例特点】

辛某，54 岁，女性，左颞顶枕叶间变性星型细胞瘤（WHO Ⅲ～Ⅳ级），肿瘤大小约 6cm×4cm×3cm，2013 年 7 月行"左顶枕开颅肿瘤切除术"，术后行辅助放疗，95% PGTVtb 66Gy/2.2Gy/30f，95% PTV1 56.1Gy/1.87Gy/30f，同步替莫唑胺化疗后，替莫唑胺辅助化疗六周期。2014 年 9 月出现头晕、头痛，复查脑 MRI 提示左顶叶侧脑室后角旁、左颞叶新出现多发异常信号区，经天坛医院会诊考虑复发（图 1-5-16）。

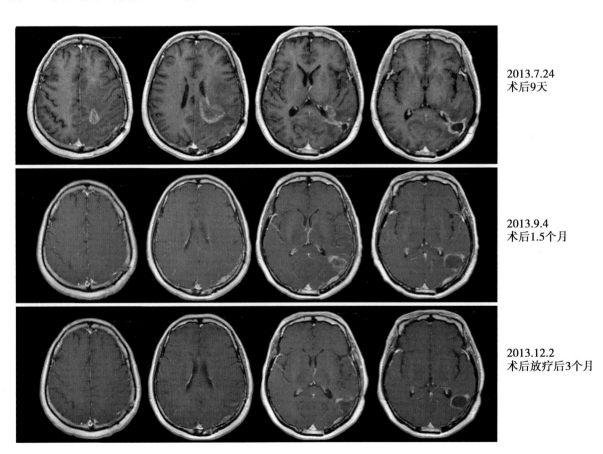

2013.7.24
术后9天

2013.9.4
术后1.5个月

2013.12.2
术后放疗后3个月

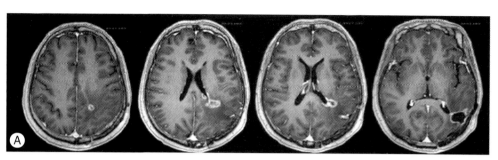

2014.10.31
术后放疗后13个月

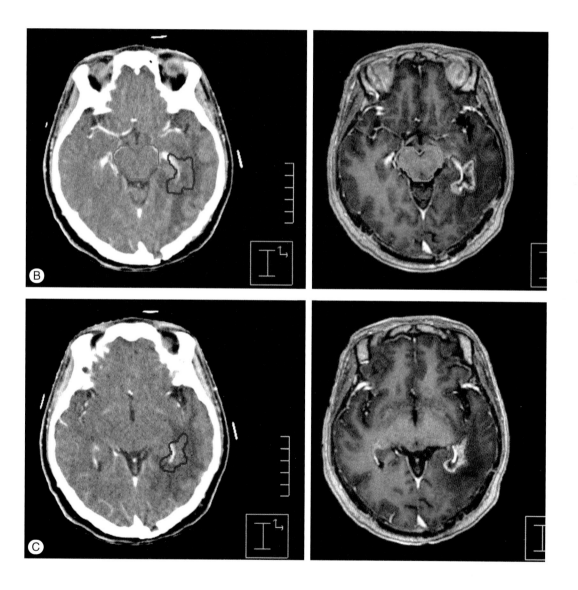

图 1-5-16 辛某放疗前脑 MRI（T₁ 增强）

【治疗方案】

行 TOMO 技术治疗，两处病灶体积分别为 5.9cm³ 和 5.1cm³，处方剂量：95%GTV1-2 59.5Gy/3.5Gy/17f。治疗中复查脑 MRI 同前相仿，故继续按原计划完成放疗（图 1-5-17）。

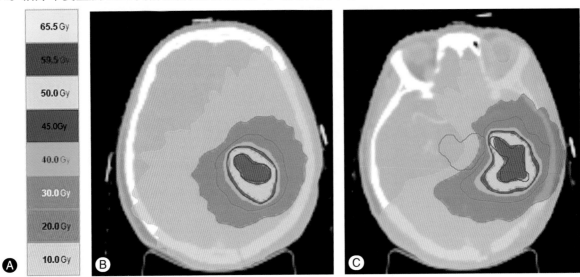

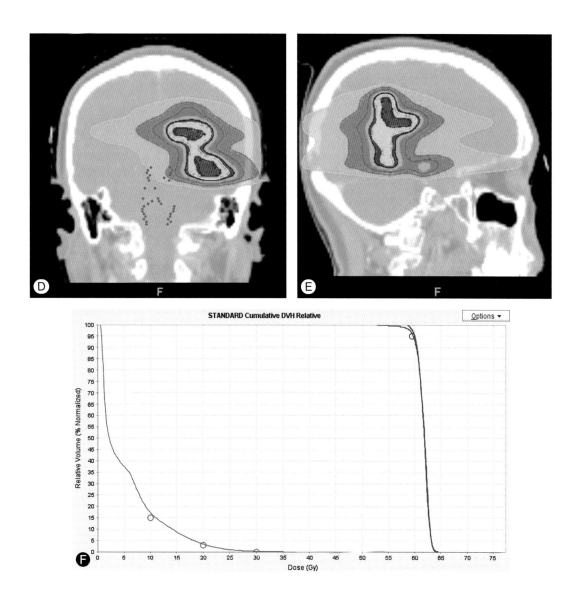

图 1-5-17 辛某 TOMO 治疗剂量曲线、DVH 图
注：GTV：红色，脑干：森林绿

【治疗结果】

复发后挽救治疗有效。随诊中出现症状反复，予贝伐珠单抗（安维汀）300mg 治疗 6 次，有效缓解脑水肿症状。随访至 2019 年 1 月，目前挽救放疗后生存近 4 年，患者于当地医院规律复查，生活自理（图 1-5-18）。

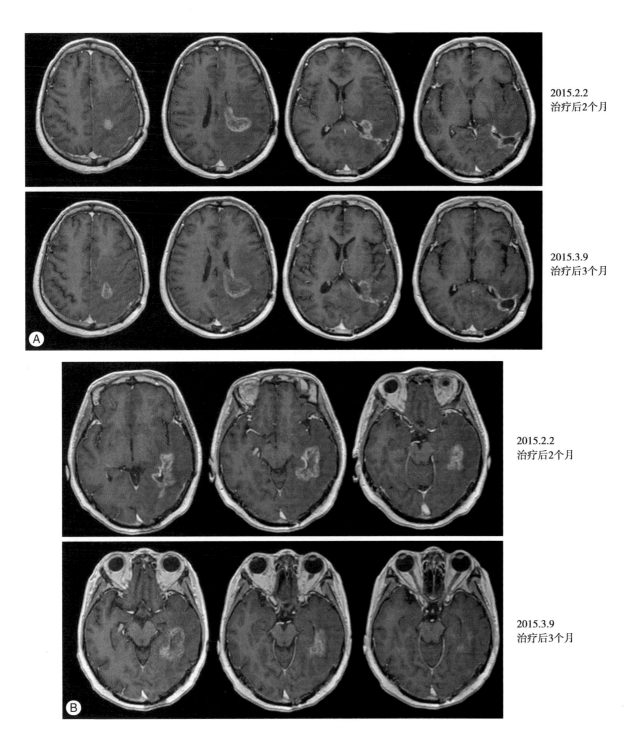

2015.2.2
治疗后2个月

2015.3.9
治疗后3个月

2015.2.2
治疗后2个月

2015.3.9
治疗后3个月

图 1-5-18 辛某放疗后随访脑 MRI（T$_1$ 增强）

第二章 放疗后残存鼻咽癌

鼻咽癌为对放疗敏感的肿瘤,早期患者放疗可治愈。但是临床中部分患者在接受了根治剂量放疗,甚至同步放化疗和/或联合靶向治疗后局部仍有残留,主要残存部位包括鼻咽腔局部、咽后淋巴结、咽旁间隙等。如不进行局部推量,则局部复发率高,患者生存率降低,而常规分割的局部推量受到剂量限制,且并发症重,影响患者生存质量。

立体定向放射治疗具有定位精确、高剂量集中于靶区、周边剂量跌落快等优点,早在 2001 年,中国医学科学院肿瘤医院就在 *International Journal of Radiation Oncology·Biology·Physics* 发表一篇论文,回顾性分析了 50 例鼻咽癌放疗后残存或复发的患者,应用立体定向放疗后,76% 的患者达到完全缓解(CR),18% 达部分缓解(PR),3 年无病生存率和总生存率分别为 74.0% 和 59.6%,提示残存灶立体定向放疗补量可明显提高局部控制率。但若单次剂量过大可能增加颈鞘、脑神经等结构的晚期损伤,甚至对于残存病灶侵及颈鞘的患者,可能造成鼻咽大出血等严重后果,因此中国医学科学院肿瘤医院推荐分次照射,且单次量适当减小。通过分析 136 例采用 Brainlab 立体定向放疗系统行 FSRT 治疗的残存鼻咽癌患者,结果发现 5 年无局部复发生存率和总生存率分别为 92.5% 和 76.2%,有 5 例(3.7%)患者出现鼻咽大出血,其单次剂量均在 5Gy 以上,或 3.5~5Gy 但肿瘤邻近颈内动脉或合并鼻咽部感染。有 8 例(5.9%)患者出现脑神经损伤,其单次剂量均在 6Gy 以上。因此对于邻近颈鞘、有出血风险的患者,我院推荐分割方式为:15Gy/3Gy/5f,连续照射,同时保证颈鞘受量低于 2Gy/f,以降低血管晚期损伤等并发症;对于可能造成脑神经损伤的患者,推荐单次剂量 ≤ 3Gy。随着 VMAT、TOMO 等放疗技术的应用,鼻咽癌残存推量也不局限于 SRT 技术,但由于剂量跌落梯度的问题,应用上述技术推量时可直接在 GTV 基础上不外放,使 GTV 达到处方剂量。

案例 43　鼻咽癌放疗 + 残留病灶 SRT 推量

【病例特点】

李某,43 岁,男性,2007 年 1 月发现回吸性血涕,4 月外院诊断鼻咽癌,6 月鼻咽 MRI 示侵犯顶后壁、后壁、左后鼻孔、右鼻腔、双侧壁,右上颈 ⅡA 淋巴结转移。诊断鼻咽癌非角化未分化型 T2N1M0 ⅡB 期。行双面颈联合野 + 下颈切线野二维放疗,处方剂量:DT 鼻咽颅底 70Gy/2Gy/35f,上颈 60Gy/2Gy/30f,下颈 50Gy/2Gy/25f。70Gy 后复查示鼻咽顶后壁仍有残存肿瘤(图 2-1-1)。

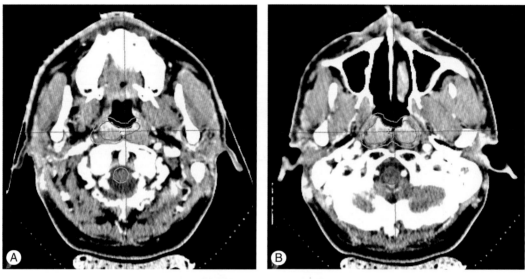

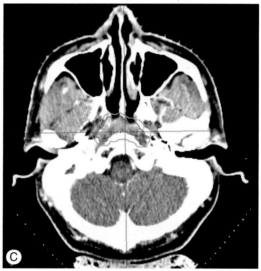

图 2-1-1 李某放疗前鼻咽 CT（增强）

【治疗方案】

鼻咽残留病灶予以 SRT 推量，GTV10.1cm³，处方剂量：90% PTV 15Gy/3Gy/5f（图 2-1-2）。

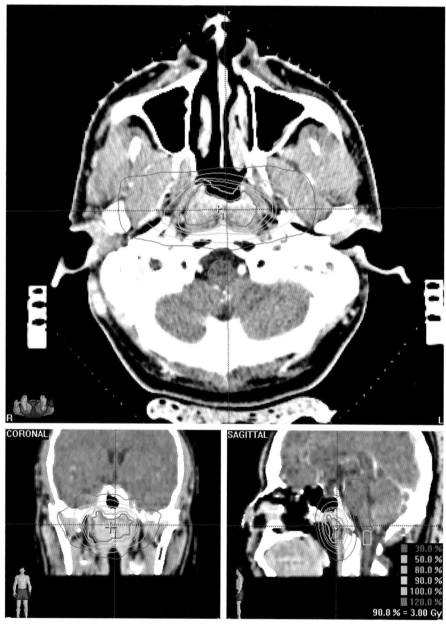

图 2-1-2　李某二程治疗剂量曲线

【治疗结果】

鼻咽常规放疗 +SRT 推量后规律复查 MRI,原发病灶及右侧颞叶呈现放疗后改变(图 2-1-3)。随访至 2019 年 1 月患者存活,目前 I 级颈部皮下纤维化,I 级口干,需夜间饮水缓解,听力可,偶有双耳耳鸣,味觉嗅觉可,无面麻、头痛,偶有头晕,记忆力下降较明显。

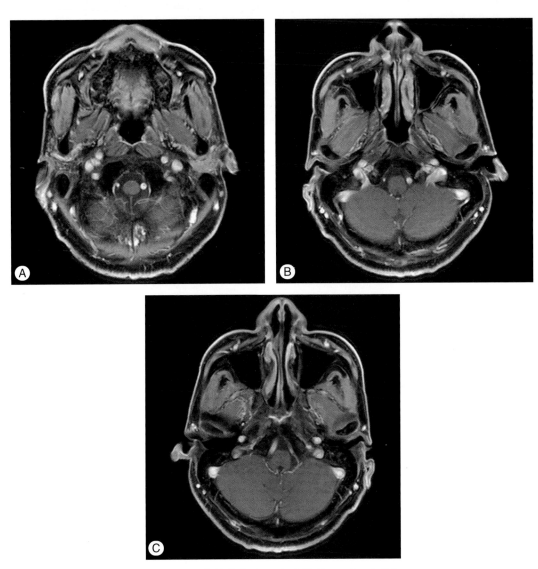

图 2-1-3 李某放疗后 10 年半鼻咽 MRI(T₁ 增强)

案例 44 鼻咽癌常规放疗 + 残存病灶 SRT 推量

【病例特点】

卢某,42 岁,男性,2005 年发现左耳鸣、听力下降,2006 年 11 月出现左鼻塞、回吸性血涕及发现左颈肿物,查鼻咽 MRI 示侵犯顶后壁、双侧咽隐窝、向前达双侧后鼻孔、向左达左侧咽旁间隙,向下达口咽,侵及左侧壁,左侧咽后及双颈上深组多发淋巴结转移,诊断鼻咽非角化未分化型,T2N2M0 Ⅲ 期。行面颈联合野 + 中下颈锁骨上野二维放疗,处方剂量:鼻咽颅底 70Gy/2Gy/35f,上颈 60Gy/2Gy/30f,下颈 50Gy/2Gy/25f。70Gy 后复查示左侧咽隐窝及鼻咽顶后壁少许软组织增厚,增强后强化,可疑少许残存肿瘤(图 2-1-4)。右颈上深组淋巴结同前。鼻咽镜示鼻咽浅表隆起性病变主要累及鼻咽顶后壁偏左及左侧后鼻孔,病变残留不除外。

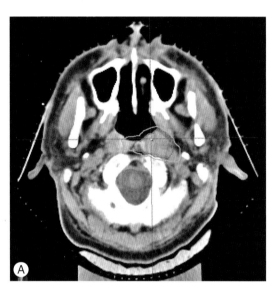
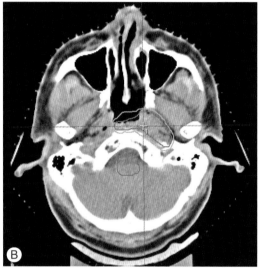
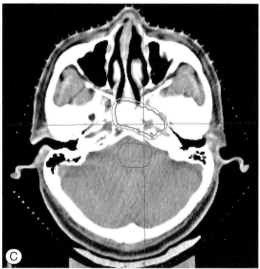

图 2-1-4 卢某放疗前鼻咽 CT(增强)

【治疗方案】

鼻咽残存病灶予以 SRT 推量,GTV16.0cm^3,处方剂量:90% PTV 24Gy/4Gy/6f(图 2-1-5)。

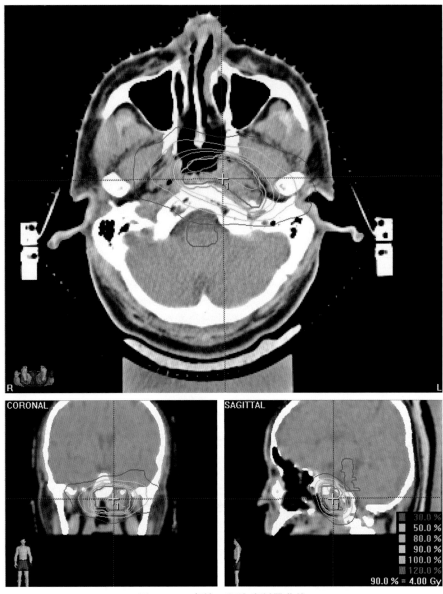

图 2-1-5　卢某二程治疗剂量曲线

【治疗结果】

鼻咽常规放疗 +SRT 推量后规律 MRI 检查,原发病灶及左侧颞叶呈现放疗后改变(图 2-1-6)。随访至 2018 年 8 月患者存活,目前 Ⅱ 级口干,进食需饮水,左耳听力丧失伴耳鸣,左眼视力下降,味觉嗅觉可,偶有口齿不清,Ⅰ 级颈部皮下纤维化,无头痛等不适。

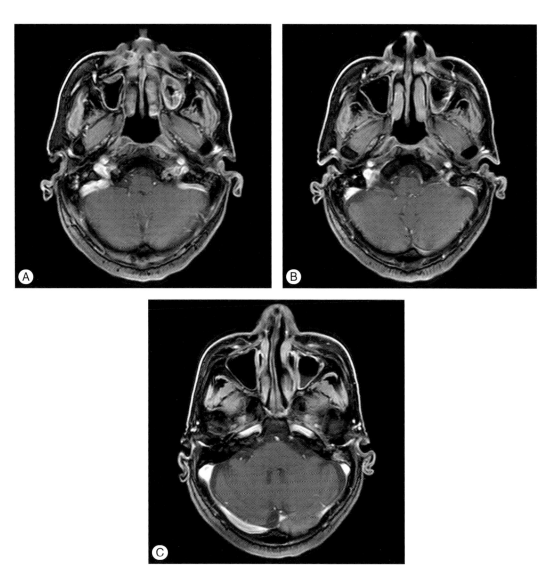

图 2-1-6　卢某放疗后鼻咽 MRI(T₁ 增强)

案例45 鼻咽癌同步放化疗＋残留病灶SRT推量

【病例特点】

严某,26岁,男性,2009年1月诊断鼻咽癌,侵犯顶后壁、顶壁、左右壁、口咽右侧壁,茎突前后间隙,颈动脉鞘,右侧翼板,右头长肌,椎前间隙,破裂孔,斜坡,右咽后淋巴结且包膜受侵,翼内肌,右咀嚼肌间隙,双颈ⅡA、右颈ⅡB、Ⅲ区淋巴结转移,侵犯包膜。诊断鼻咽癌非角化未分化型,T4N2M0 ⅢA期。行IMRT调强放疗,GTVnx 57.9cm³,GTVnd 43.9cm³,处方剂量:95％ PGTVnx 73.92Gy/2.24Gy/33f,95％ GTVnd 69.96Gy/2.12Gy/33f,95％ PTV1 60.06Gy/1.82Gy/33f,同步顺铂50mg化疗。治疗完毕复查MRI示右侧咽旁间隙及咽后淋巴结仍有残存。2009年8月复查鼻咽MRI示鼻咽部肿物,位于右侧咽隐窝及右侧咽旁间隙,累及右侧翼内肌、腭帆张肌、腭帆提肌及右侧头长肌,考虑仍有病变残存(图2-1-7)。

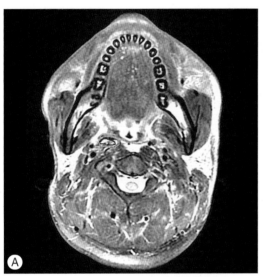
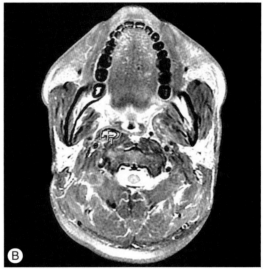
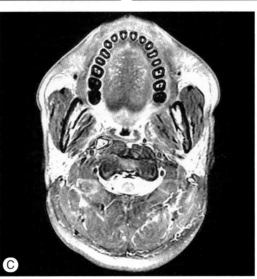

图2-1-7 严某放疗前鼻咽MRI(T₂)

【治疗方案】

2009 年 8 月予以残留病灶 SRT 推量, GTV 体积 1.8cm³, 处方剂量: 90% PTV 15Gy/3Gy/5f(图 2-1-8)。

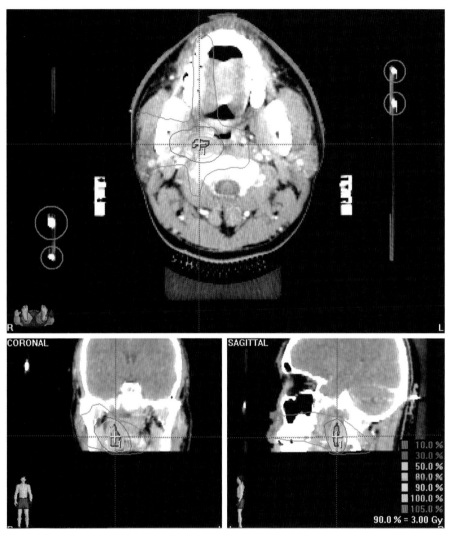

图 2-1-8　严某二程治疗剂量曲线

【治疗结果】

鼻咽 IMRT 同步放化疗 + 残留病灶 SRT 推量后定期复查 MRI 及鼻咽镜检查,随访至 2018 年 6 月存活,原发病灶控制良好,呈治疗后改变,患者未诉明显不适(图 2-1-9)。

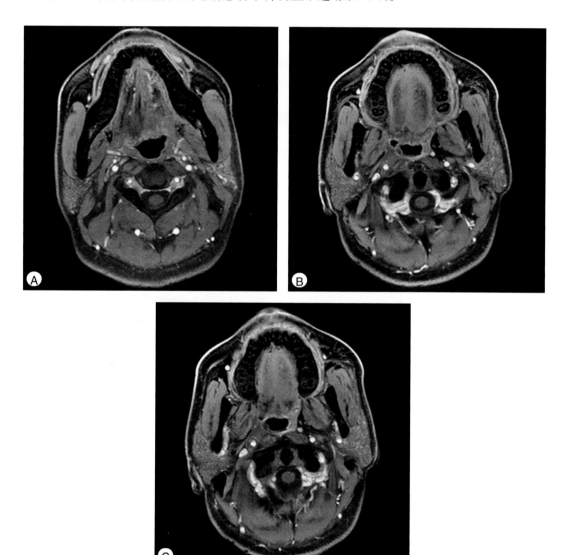

图 2-1-9　严某放疗 9 年后鼻咽 MRI(T$_1$ 增强)

案例 46 鼻咽癌同步放化疗 + 残存病灶 SRT 推量

【病例特点】

张某,45 岁,男性,2009 年 2 月确诊鼻咽癌,侵犯右侧鼻腔、咽旁间隙、翼腭窝、翼板、头长肌、破裂孔、蝶骨体、蝶窦、斜坡;右颈 I B、II A、III 区及左颈 I B 区多发淋巴结转移。诊断·鼻咽癌非角化分化型 T4N2M0 IV A 期。予 IMRT 调强放疗,GTVnx 32.0cm³,GTVnd 15.0cm³,处方剂量:95 % PGTVnx 69.7Gy/2.11Gy/33f,GTVnd 69.96Gy/2.12Gy/33f,PTV1 60.06Gy/1.82Gy/33f,PTV2 51.5Gy/1.84Gy/28f;同步顺铂 50mg 每周方案化疗。二程计划修改 95 % GTV 11.22Gy/2.24Gy/5f,PTVnx 10.6Gy/2.12Gy/5f,GTVnd 10.6Gy/2.12Gy/5f,PTV1 9.1Gy/1.82Gy/5f。治疗结束复查鼻咽 MRI 示病变较前缩小、强化减低,但蝶窦底骨质破坏,仍有残存。2009 年 6 月复查鼻咽 MRI 示鼻咽右侧壁及顶后壁不规则软组织肿物,侵犯右侧咽旁间隙及翼内肌,向前达右侧后鼻孔、右侧翼腭窝,向上达右侧蝶窦及卵圆孔,大小同前相仿,蝶窦底骨质破坏同前;双侧咽后组及颈上深组多发淋巴结。考虑病变残留(图 2-1-10)。

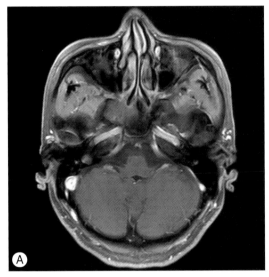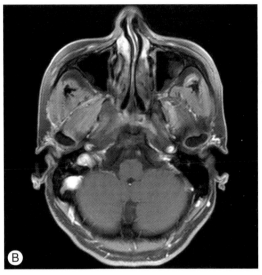
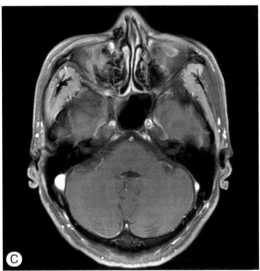

图 2-1-10 张某 X 刀补量前鼻咽 MRI(T₁增强)

【治疗方案】

原发灶治疗近2个月后予以残留病灶SRT推量，GTV10.1cm³，处方剂量：90％PTV 17.5Gy/2.5Gy/7f（图2-1-11）。

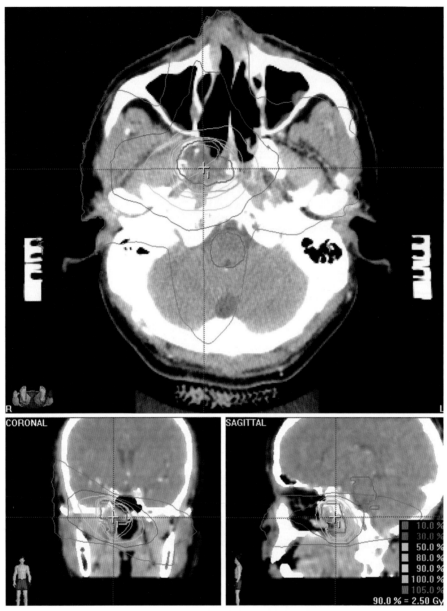

图2-1-11　张某SRT计划剂量曲线

【治疗结果】

鼻咽IMRT同步放化疗＋残留病灶SRT推量后规律复查，鼻咽右侧顶后壁及右侧咽隐窝黏膜稍厚，贴临颅底及右侧破裂孔，累及蝶窦壁及斜坡，增强不均匀轻度强化，考虑治疗后改变（图2-1-12）。随访至2019年1月患者存活，目前轻度口干，味觉嗅觉减退，记忆力无明显下降，双侧听力可，无耳鸣、头痛、面麻等不适。

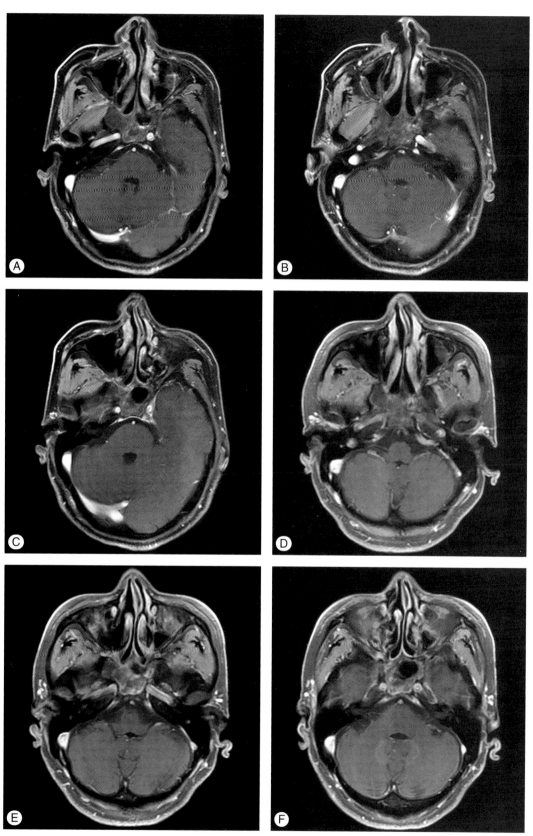

图 2-1-12　张某放疗后 8 年鼻咽 MRI（T$_1$增强）

第三章 体部肿瘤

第一节 原 发 肺 癌

目前,NCCN指南对于早期非小细胞肺癌(Ⅰ期及某些淋巴结阴性的Ⅱa期),拒绝手术或因为年龄、肺功能差或存在合并症等原因无法行手术治疗的患者,推荐应用立体定向放疗。研究证明,BED ≥ 100Gy的强化方案具有更好的局部控制率和生存率。在美国,分割次数5次以下的方案才符合立体定向放疗计费的定义,但指南也指出,时间更长的方式也许更合适。

中国医学科学院肿瘤医院对于早期原发肺癌的靶区勾画,均采用4D-CT定位,分别勾画10个呼吸时相上肺部病灶GTV 0% -90%,然后融合成ITV,PTV为ITV外放3mm形成,每次治疗前均用CBCT验证摆位,最好应用4D-CBCT同时验证摆位和呼吸动度,监测肿瘤变化情况,及时修改放疗计划。处方剂量一般采用95% PTV 60Gy/6~7.5Gy/8~10f,95% ITV 66Gy/6.6Gy/10f。按此处方剂量,ITV的BED将近110Gy,而PTV的BED也达到了96Gy。对于周围型且体积小的病灶,可采用60Gy/10Gy/6f等单次剂量更高的分割方式。采用上述方式治疗的病人,局部控制率良好,且发生Ⅱ度以上放射性肺炎的概率极小,未观察到肋骨骨折等不良反应,提示安全性较高。

案例 47 老年原发肺癌及肺转移癌多程大分割治疗

【病例特点】

丛某,86岁,男性,患者2004年以右肾上腺转移性小细胞癌起病。2006年4月发现左肺上叶原发病灶(图3-1-1),因高龄未行手术和化疗,行X刀治疗,剂量54Gy/4f(图3-1-2);2008年5月局部复发,剂量60Gy/6f,放疗后病灶完全缓解。2015年12月复查胸部CT示右肺下叶转移瘤(图3-1-3)。一般状况好,KPS 80分。

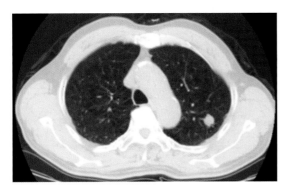

图 3-1-1 丛某既往 X 刀放疗前胸部 CT

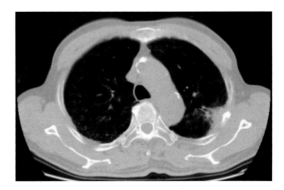

图 3-1-2 丛某既往 X 刀放疗后胸部 CT

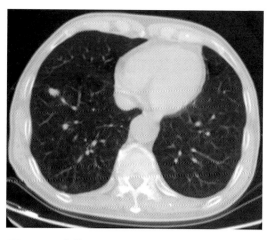

图 3-1-3　丛某 2015 年放疗前胸部 CT(右肺下叶)

【治疗方案】

4D-CT 定位,分别勾画 10 个呼吸时相右肺下叶病灶、并融合形成 ITV(10.7cm^3),ITV 内收 3mm 为 Boost 加量区(3.5cm^3),ITV 外放 3mm 为 PTV。处方剂量:95% PTV 60Gy/6Gy/10f,95% Boost 66Gy/6.6Gy/10f。VMAT 技术,每次 CBCT 验证(图 3-1-4,图 3-1-5)。

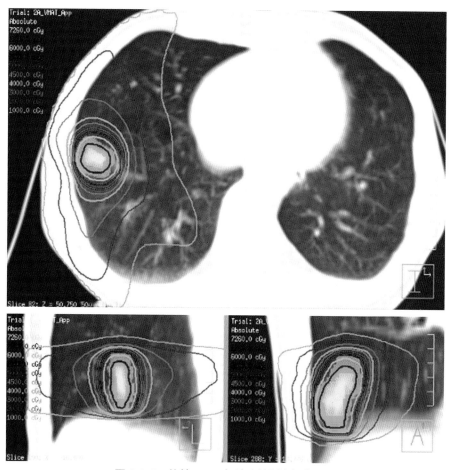

图 3-1-4　丛某 2015 年放疗计划(右肺下叶)

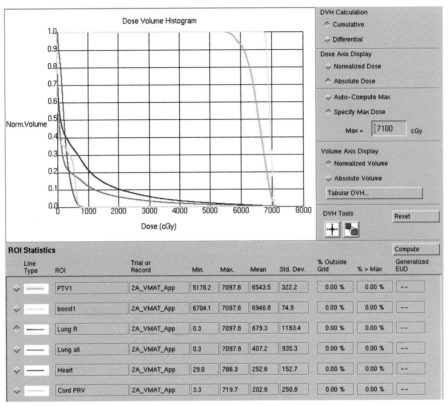

图 3-1-5 丛某 2015 年放疗计划 DVH 图

【治疗结果】

右肺下叶病灶已控制 38 个月 (图 3-1-6 至图 3-1-9)。放疗 16 个月后患者出现右侧前胸及后背疼痛。复查胸部 CT 示右侧第 4 肋骨骨质破坏、周围软组织肿物,再次行大分割放疗,处方剂量:95% PTV 45Gy/3.75Gy/12f,95% ITV 55Gy/4.58Gy/12f,95% Boost 66Gy/5.5Gy/12f,VMAT 技术。2019 年 3 月随访,患者仍存活,一般状况好。

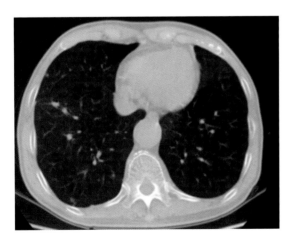

图 3-1-6 丛某放疗后 6 个月胸部 CT

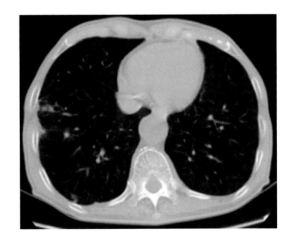

图 3-1-7 丛某放疗后 18 个月胸部 CT

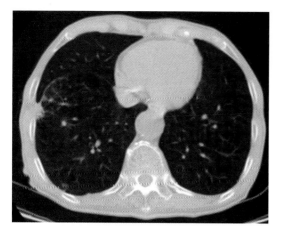

图 3-1-8 丛某放疗后 27 个月胸部 CT

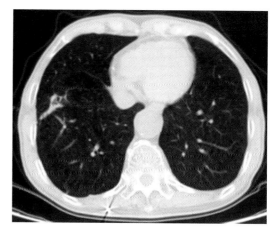

图 3-1-9 丛某放疗后 36 个月胸部 CT

案例 48 原发肺癌大分割放疗

【病例特点】

时某,81 岁,老年女性,KPS 80 分,既往左乳腺癌保乳术后 pT1N0M0、内分泌治疗中,发现左肺上叶原发肺癌(图 3-1-10),cT1N0M0,2007 年 6 月于我科放疗。

【治疗方案】 左肺上叶病灶(体积 4.5cm³),GTV 外放 6mm 为 CTV,CTV 外放 4mm 为 PTV。普通调强放疗技术,95% PTV 60Gy/10Gy/6f(图 3-1-11,图 3-1-12)。

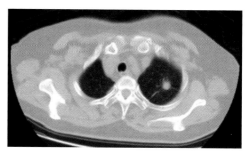

图 3-1-10 时某放疗前胸部增强 CT

3

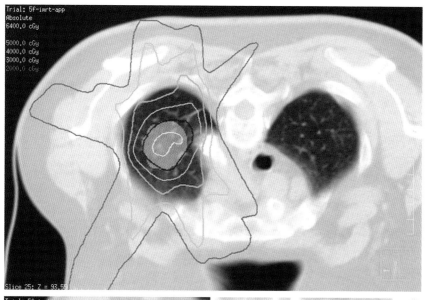

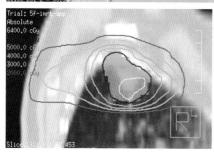

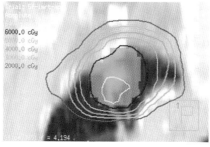

图 3-1-11 时某放疗剂量曲线(定位体位为俯卧位,此图左右倒置)

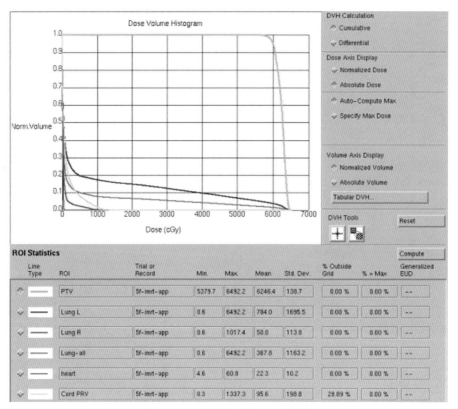

图 3-1-12　时某放疗计划 DVH 图

【治疗结果】

放疗后病灶稳定,患者于外院行 8 周期化疗,及吉非替尼(易瑞沙)和埃克替尼(凯美纳)靶向治疗。复查 CT 示左肺上叶不规则软组织影(图 3-1-13 至图 3-1-15),患者已生存 11 年余,2019 年 3 月随访,一般状况好,未见局部复发及远处转移。

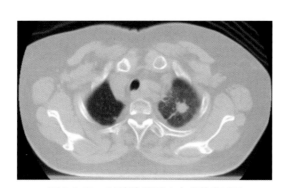

图 3-1-13　时某放疗后 4 个月胸部 CT

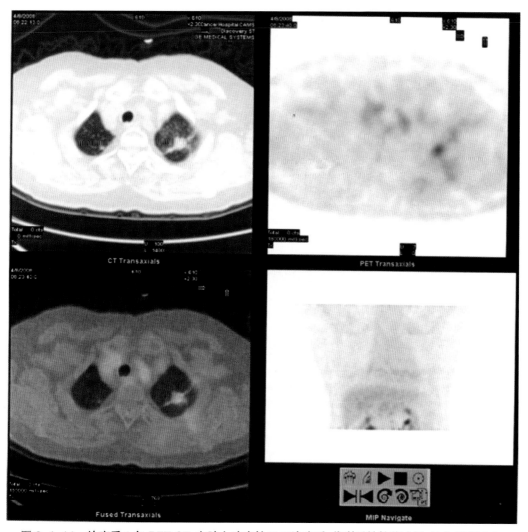

图 3-1-14　放疗后 1 年 PET-CT：左肺上叶病灶 X 刀治疗后，代谢活性较前减低，最大 SUV 2.6。

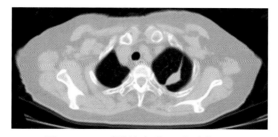

图 3-1-15　时某放疗后 11 年胸部 CT

案例 49　老年原发肺癌 SBRT 治疗

【病例特点】

王某，71 岁，老年男性，左肺下叶癌 cT1N0M0 Ⅰa 期，初治。PET-CT 示：左肺下叶背段部分实性结节（图 3-1-16），约 1.9cm×1.7cm，伴轻度代谢增高，考虑为肺癌，未行基因检测。2011 年 6 月为行放疗入院。

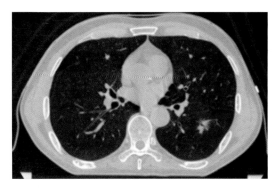

图 3-1-16 王某放疗前胸部 PET-CT
（左肺下叶病灶）

【治疗方案】

行 PET-CT 定位，勾画左肺下叶病灶为 GTV，GTV 水平外放 5mm、上下外放 6mm 为 CTV，CTV 外放 3mm 为 PTV。处方剂量为：95% PTV 60Gy/6Gy/10f，95% GTV 70.5Gy/7.05Gy/10f，IMRT 计划。

【治疗结果】

左肺下叶病灶治疗后完全缓解（图 3-1-17 至图 3-1-18），5 年后 PET-CT 示右肺上叶高代谢结节，大小约 1.1cm×0.9cm，考虑转移（图 3-1-19），再次行二程放疗。

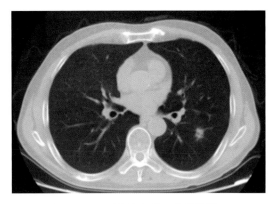

图 3-1-17 王某放疗后 3 个月胸部 CT
（左肺下叶病灶）

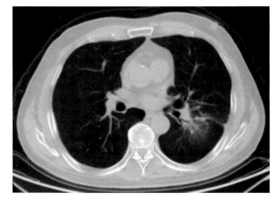

图 3-1-18 王某放疗后 5 年胸部 CT（左肺下叶病灶）

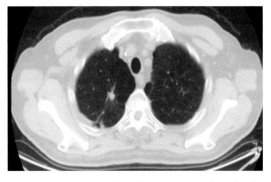

图 3-1-19 王某二程放疗前胸部 CT（右肺上叶病灶）

【二程治疗】

对右肺上叶病灶行 SBRT 治疗。4D-CT 定位，分别勾画 10 个呼吸时相右肺上叶病灶、并融合形成 ITV，ITV 外放 3mm 为 PTV，处方剂量：95% ITV 66Gy/6.6Gy/10f，95% PTV 60Gy/6Gy/10f，VMAT 技术，每次 CBCT 验证（图 3-1-20 至图 3-1-21）。

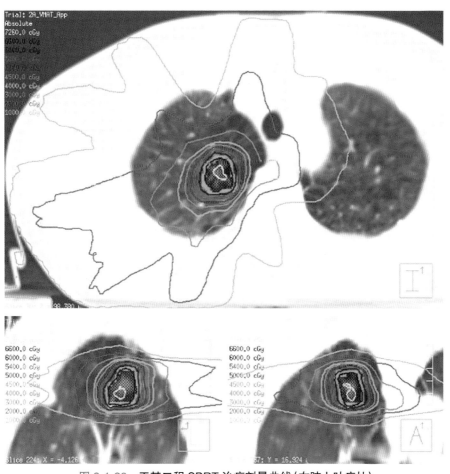

图 3-1-20　王某二程 SBRT 治疗剂量曲线（右肺上叶病灶）

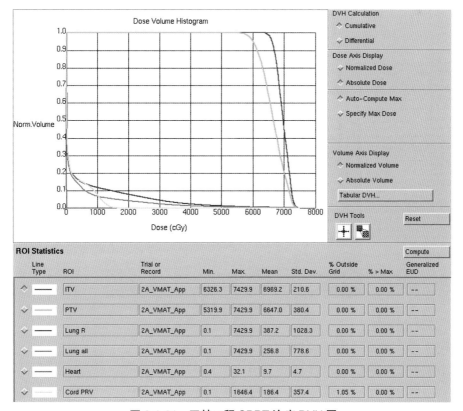

图 3-1-21　王某二程 SBRT 治疗 DVH 图

【治疗结果】

定期复查胸部 CT,两处治疗病灶呈放疗后改变,PET-CT 未见代谢增高。2019 年 3 月随访,患者存活,一般状况好,左肺下叶和右肺上叶病灶控制时间分别为 7 年及 20 个月(图 3-1-22 至图 3-1-24)。

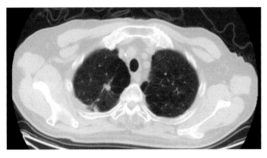

图 3-1-22　王某二程放疗治疗后 2 个月胸部 CT
（右肺上叶病灶）

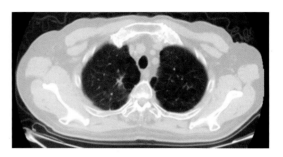

图 3-1-23　王某二程放疗治疗后 5 个月胸部 CT
（右肺上叶病灶）

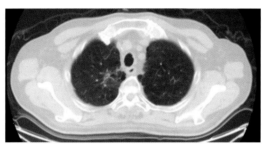

图 3-1-24　王某二程放疗治疗后 15 个月胸部 CT
（右肺上叶病灶）

案例 50　原发肺鳞癌立体定向放射治疗

【病例特点】

付某,68 岁,女性,右肺上叶鳞癌(图 3-1-25),T1N0M0 ⅠA 期。因合并高血压,外科拒绝手术,2011 年 2 月于我科行放疗。一般状况好,KPS 80 分。

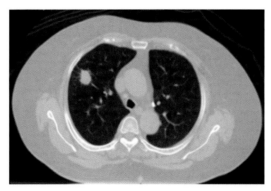

图 3-1-25　付某放疗前胸部 CT

【治疗方案】

4D-CT 定位,分别勾画 10 个呼吸时相右肺上叶原发病灶、并融合形成 ITV(14.8cm³),ITV 外放 3mm 为 PTV。处方剂量:95% PTV 60Gy/6Gy/10f,普通调强放疗技术,每次 CBCT 验证(图 3-1-26,图 3-1-27)。

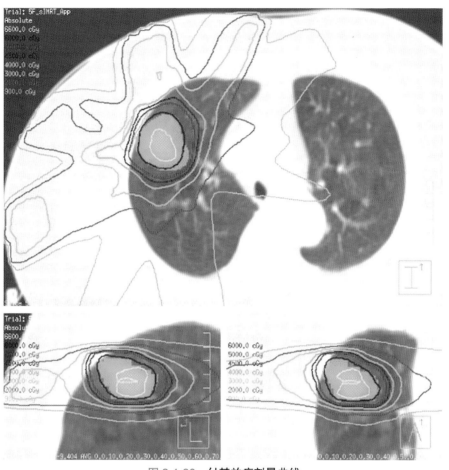

图 3-1-26 付某放疗剂量曲线

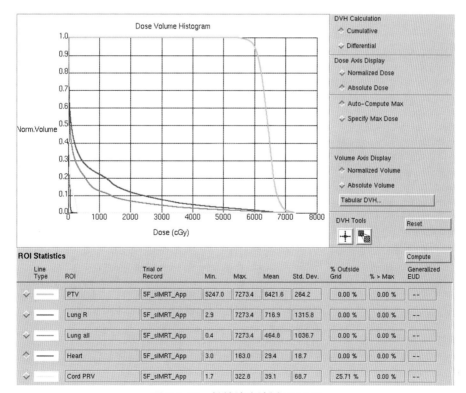

图 3-1-27 付某放疗计划 DVH 图

【治疗结果】

右肺上叶病灶放疗后完全缓解,目前已局部控制 7 年余(图 3-1-28 至图 3-1-31)。患者于 2017 年 6 月诊断贲门胃底癌,行手术及术后化疗中,2019 年 1 月随访,患者存活,一般状况可。

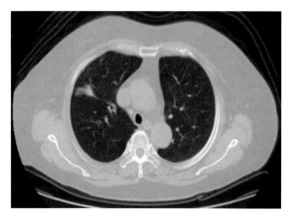

图 3-1-28 付某放疗后 1 个月胸部 CT

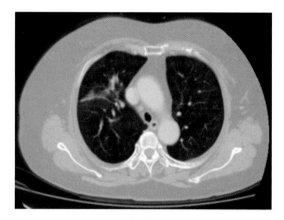

图 3-1-29 付某放疗后 6 个月胸部 CT

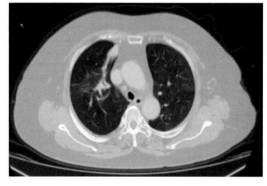

图 3-1-30 付某放疗后 20 个月胸部 CT

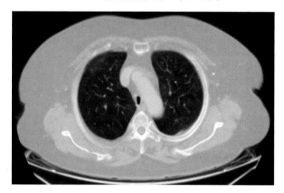

图 3-1-31 付某放疗后 27 个月胸部 CT

第二节 肺 转 移 瘤

对于肺内寡转移瘤,放疗为不可或缺的一种治疗手段。中国医学科学院肿瘤医院早在 2011 年就发表了 71 例肺转移瘤患者随访 5 年的单中心数据,1 年局控率和总生存率分别为 94% 和 78%,中位生存时间达 24 个月,且无 3 级以上不良反应发生。而近期的研究回顾了从 2007 年至 2018 年治疗的 186 例肺转移瘤患者,中位随访时间 36.9 月,中位局控时间和生存时间分别达到了 27.6 月和 28.5 月。

靶区勾画原则及 CBCT 验证与原发肺癌均相同。对于某些中央型的肺转移瘤,为避免大血管等损伤,分割方式一般调整为 60Gy/4Gy/15f,但将 ITV 内收 2~3mm 形成 Boost 区,局部同步推量至 67.5~70Gy,从而保证肿瘤中心的剂量。并且可将病灶邻近的重要组织处勾画 dose limit 限量区,单独限量,从而提示物理师重点保护该部位,个体化设计射线入射角度等,以保证计划安全有效地执行。对于 2~3 个病灶的患者,如计划可以实现,尽量采用单个治疗中心,从而缩短治疗时间,减少多次摆位重复应用 CBCT 对患者的辐射,也可尝试用 TOMO 技术实现,但需尽量收紧剂量线,控制正常肺组织 V5、V20 等低剂量区范围。

案例 51 肺转移瘤大分割放疗

【病例特点】

孔某,58 岁,中年男性,口底腺样囊性癌术后放疗后 3 年(T4N3M0),发现双肺转移瘤 1 个月(图 3-2-1),2015 年 11 月为行局部放疗入院。

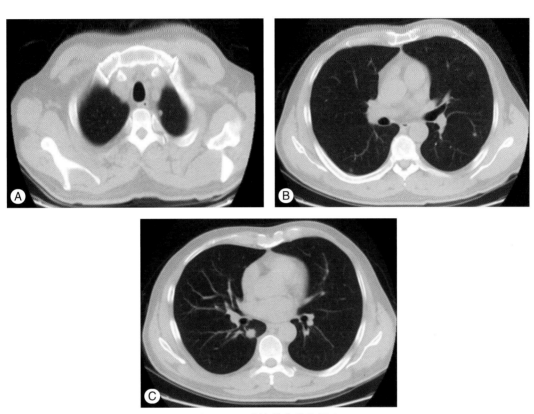

图 3-2-1　孔某放疗前胸部 CT

【治疗方案】

行 4D-CT 定位,分别勾画 10 个呼吸时相双肺转移灶、并融合形成 ITV,ITV 外放 3mm 为 PTV。处方剂量为:95% PTV1-5 60Gy/4Gy/15f,TOMO 计划(图 3-2-2,图 3-2-3)。

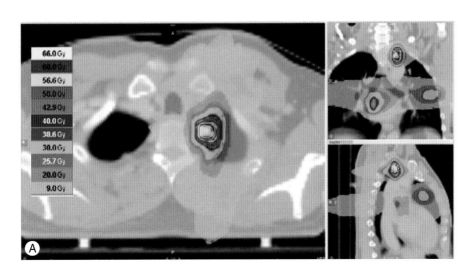

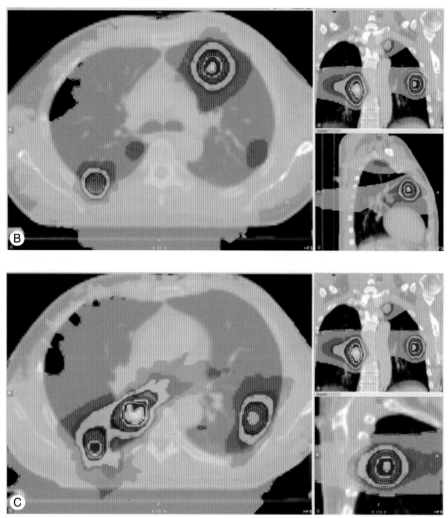

图 3-2-2 孔某放疗剂量曲线

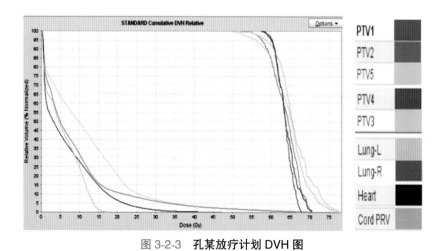

图 3-2-3 孔某放疗计划 DVH 图

【治疗结果】

双肺转移瘤呈放疗后改变(图 3-2-4),1 年后出现新发肺转移灶(图 3-2-5),再次行局部放疗。

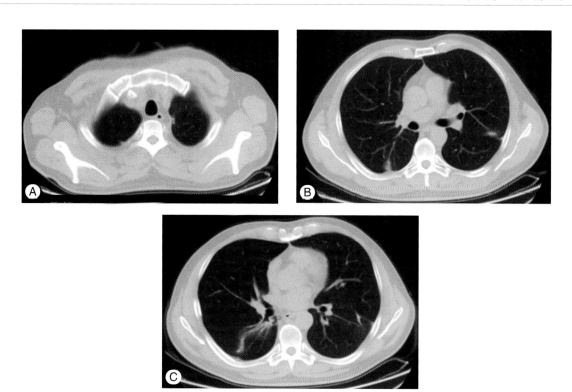

图 3-2-4 孔某放疗后 1 年胸部 CT（双肺治疗后改变）

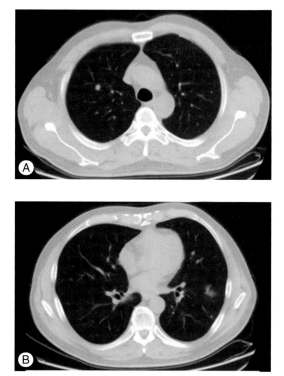

图 3-2-5 孔某二程放疗前胸部 CT（右肺上叶、左肺下叶）

【二程治疗】

对新发肺转移灶行局部放疗。4D-CT 定位，分别勾画 10 个呼吸时相转移灶、并融合形成 ITV，ITV 外放 3mm 为 PTV，其中 ITV1 为右肺上叶病灶，ITV2 为左肺下叶病灶。处方剂量：95％ PTV1 60Gy/7.5Gy/8f，95％ PTV2 60Gy/6Gy/10f，VMAT 技术，每次 CBCT 验证（图 3-2-6 至图 3-2-7）。

3

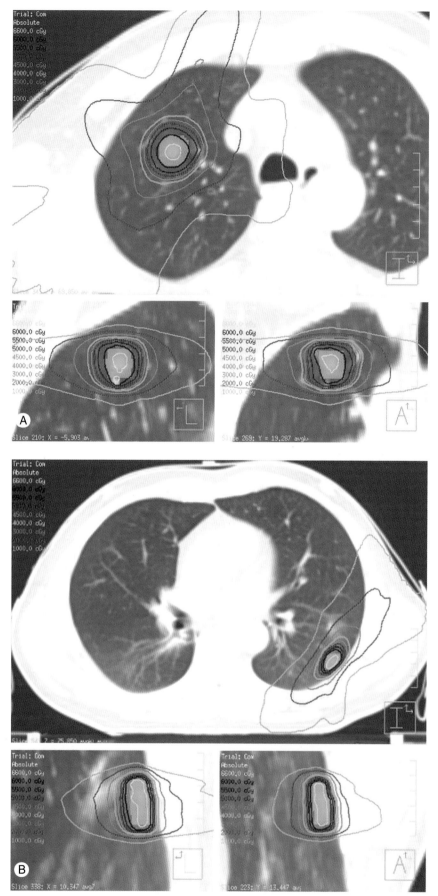

图 3-2-6　孔某二程放疗剂量曲线（右肺上叶、左肺下叶）

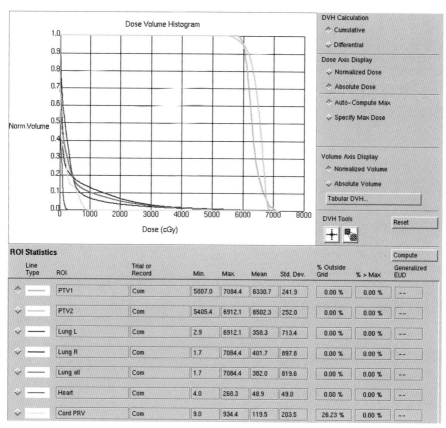

图 3-2-7 孔某二程放疗计划 DVH 图

【治疗结果】

2019 年 1 月随访,患者已存活 3 年余,一般状况好,放疗病灶完全缓解,呈放疗后改变(图 3-2-8 至图 3-2-10),未见其他部位远处转移。

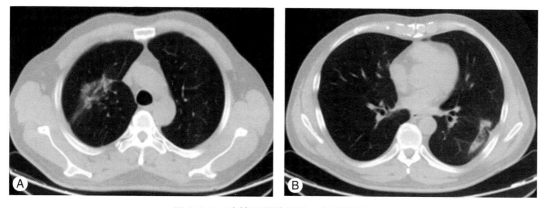

图 3-2-8 孔某二程放疗后 5 个月胸部 CT

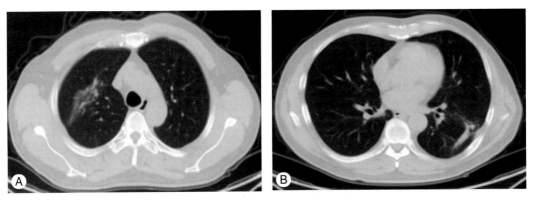

图 3-2-9　孔某二程放疗后 11 个月胸部 CT

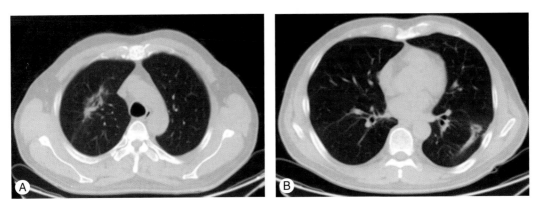

图 3-2-10　孔某二程放疗后 16 个月胸部 CT

案例 52　老年肺转移瘤大分割放射治疗

【病例特点】

孟某,70 岁,老年女性,体检发现左肺上叶占位,病理为低分化腺癌,行胸腔镜下左肺上叶肿物切除术及吉西他滨单药术后辅助化疗 4 周期,复查 CT 发现左肺上叶转移灶(图 3-2-11),2011 年 8 月为行放疗入院。

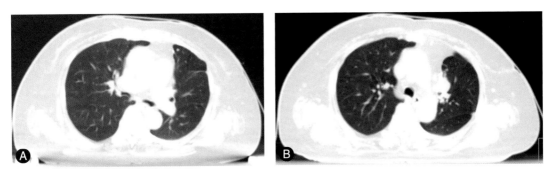

图 3-2-11　孟某放疗前胸部 CT

【治疗方案】

定位 CT 图像与 PET-CT 融合后勾画靶区,左肺上叶邻近胸壁处病灶为 GTV1,外扩 2mm 为 PTV1,IMRT 技术,处方剂量:95% PTV1 50Gy/5Gy/10f。左肺上叶纵隔旁病灶为 GTV2,处方剂量为:95% PTV2 60Gy/5Gy/12f(图 3-2-12,图 3-2-13)。

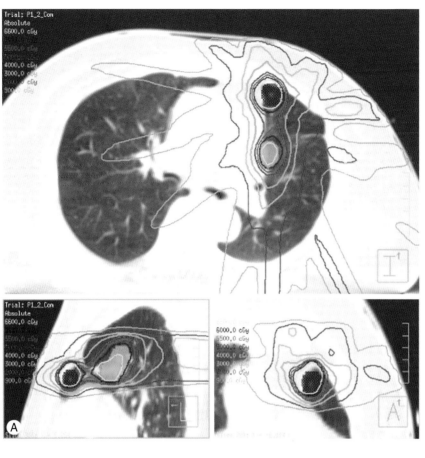

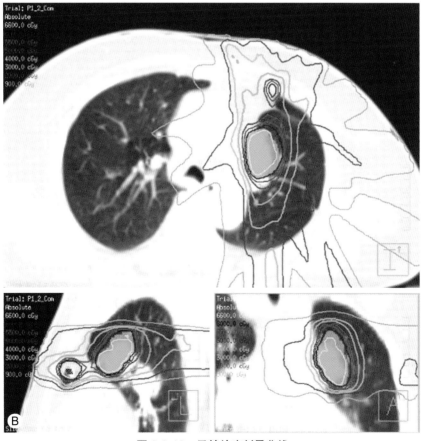

图 3-2-12　孟某放疗剂量曲线

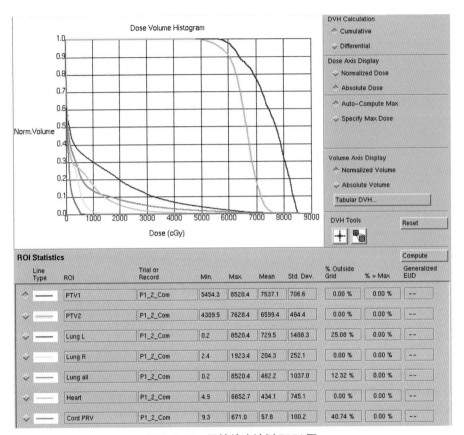

图 3-2-13 孟某放疗计划 DVH 图

【治疗结果】

放疗后 *EGFR* 基因检测 19 外显子突变,口服吉非替尼(易瑞沙)2 年后自行停药,胸部 CT 示左肺上叶条索影(图 3-2-14),未再规律复查胸部 CT。6 年后患者因咳血行胸部 CT 示双肺下叶转移瘤(图 3-2-15),再次服用吉非替尼(易瑞沙)后效果不佳。

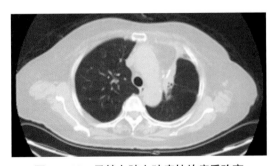

图 3-2-14 孟某左肺上叶病灶放疗后改变

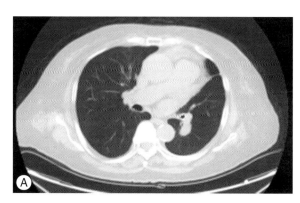
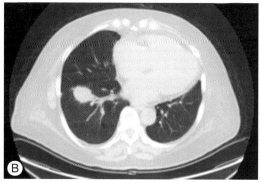

图 3-2-15 孟某二程放疗时胸部 CT（双肺下叶病灶）

【二程治疗】

2018 年 6 月再次行双肺下叶转移瘤大分割放疗，两处病灶处方剂量均为：95% PTV 60Gy/4Gy/15f，95% ITV 66Gy/4.4Gy/15f，95% Boost 70.05Gy/4.67Gy/15f，VMAT 技术（图 3-2-16，图 3-2-17）。

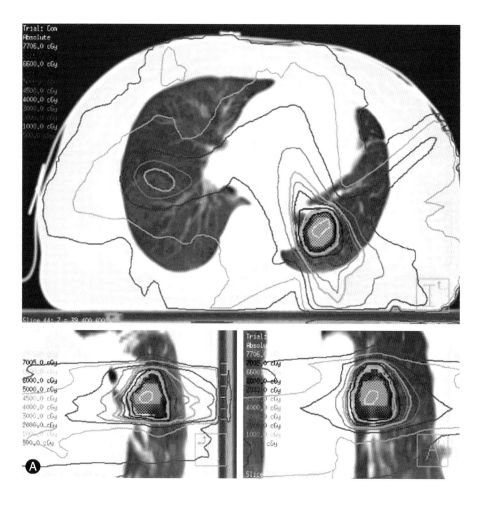

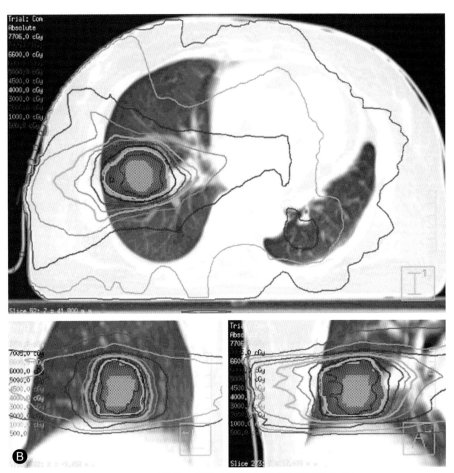

图 3-2-16　孟某二程放疗剂量曲线（双肺下叶病灶）

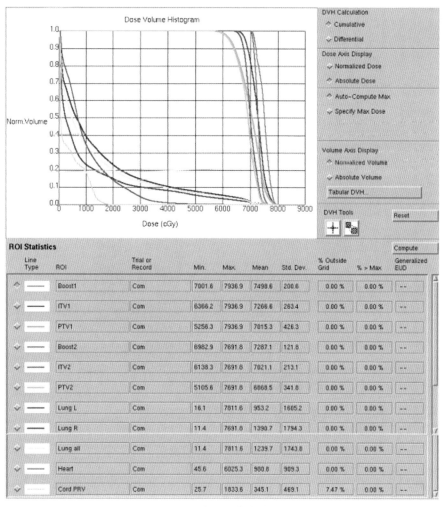

Line Type	ROI	Trial or Record	Min.	Max.	Mean	Std. Dev.	% Outside Grid	% > Max	Generalized EUD
	Boost1	Com	7001.6	7936.9	7498.6	200.6	0.00 %	0.00 %	--
	ITV1	Com	6366.2	7936.9	7266.6	263.4	0.00 %	0.00 %	--
	PTV1	Com	5256.3	7936.9	7015.3	426.3	0.00 %	0.00 %	--
	Boost2	Com	6982.9	7691.8	7287.1	121.8	0.00 %	0.00 %	--
	ITV2	Com	6138.3	7691.8	7021.1	213.1	0.00 %	0.00 %	--
	PTV2	Com	5105.6	7691.8	6868.5	341.8	0.00 %	0.00 %	--
	Lung L	Com	16.1	7811.6	953.2	1605.2	0.00 %	0.00 %	--
	Lung R	Com	11.4	7691.8	1390.7	1794.3	0.00 %	0.00 %	--
	Lung all	Com	11.4	7811.6	1239.7	1743.8	0.00 %	0.00 %	--
	Heart	Com	45.6	6025.3	980.8	909.3	0.00 %	0.00 %	--
	Cord PRV	Com	25.7	1833.6	345.1	469.1	7.47 %	0.00 %	--

图 3-2-17　孟某二程放疗计划 DVH 图

【治疗结果】

2019 年 2 月随访,患者仍存活,左肺上叶病灶已局部控制达 7 年,双肺下叶病灶已治疗结束 7 个月,胸部 CT 示治疗后改变(图 3-2-18)。

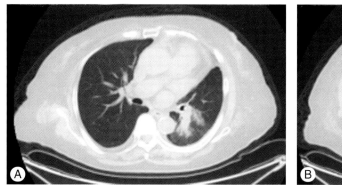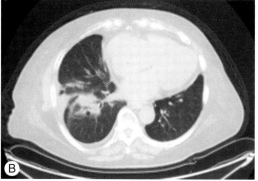

图 3-2-18　孟某二程放疗后 3 个月胸部 CT

案例 53 肺转移瘤大分割放射治疗

【病例特点】

王某,65 岁,男性,乙状结肠癌术后(pT3N0M0 Ⅱ A 期),术后因肾功能不全未行化疗。术后 18 个月发现左肺下叶肿物,大小约 3.3cm×3.1cm,考虑为转移瘤(图 3-2-19)。2018 年 2 月为行局部放疗收入我科。

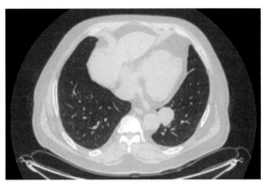

图 3-2-19　王某放疗前胸部 CT

【治疗方案】

行 4D-CT 定位,分别勾画 10 个呼吸时相左肺下叶病灶、并融合形成 ITV,ITV 内收 3mm 为 Boost 加量区,ITV 外放 3mm 为 PTV。处方剂量为:95% PTV 52.5Gy/3.5Gy/15f,95% Boost 67.5Gy/4.5Gy/15f。VMAT 技术,每次 CBCT 验证(图 3-2-20,图 3-2-21)。

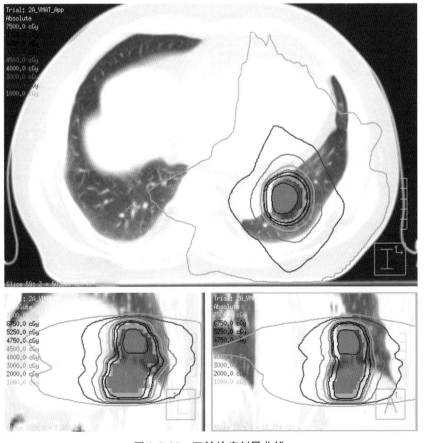

图 3-2-20　王某放疗剂量曲线

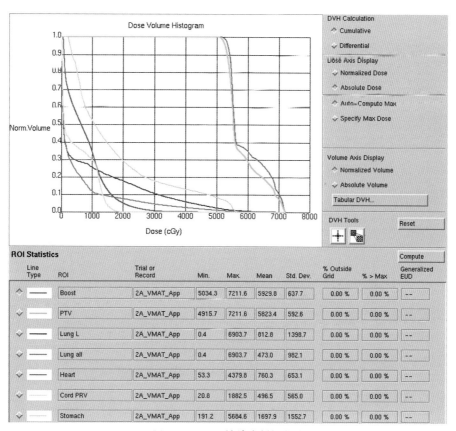

图 3-2-21　王某放疗剂量曲线

【治疗结果】

2019 年 3 月随访,患者存活,一般状况好,左肺下叶病灶已局部控制 12 个月,复查胸部 CT 示斑片影,考虑为放疗后改变(图 3-2-22 至图 3-2-25)。

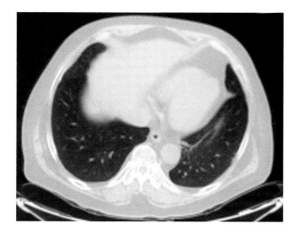

图 3-2-22　王某放疗后 2 个月胸部 CT

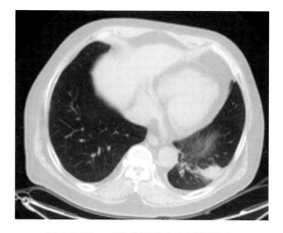

图 3-2-23　王某放疗后 6 个月胸部 CT

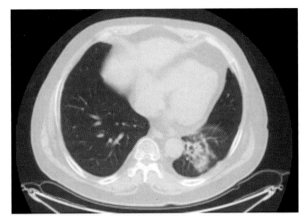
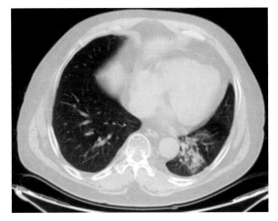

图 3-2-24　王某放疗后 8 个月胸部 CT

图 3-2-25　王某放疗后 11 个月胸部 CT

案例 54　肺转移瘤大分割放射治疗

【病例特点】

庄某,60 岁,女性,左乳腺癌术后、化疗后 18 年,胸壁四次复发术后、放疗后,内分泌治疗中,肺内转移多周期化疗后进展(图 3-2-26)。2017 年 12 月为行放疗入院。

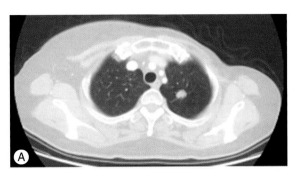
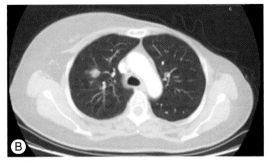

图 3-2-26　庄某放疗前胸部 CT

【治疗方案】

行 4D-CT 定位,分别勾画 10 个呼吸时相右肺上叶及左肺上叶病灶、并融合形成 ITV,ITV 内收 3mm 为 Boost 加量区,ITV 外放 3mm 为 PTV。两个病灶处方剂量均为:95% PTV 60Gy/6Gy/10f,95% Boost 67.5Gy/4.5Gy/15f。VMAT 技术,每次 CBCT 验证(图 3-2-27,图 3-2-28)。

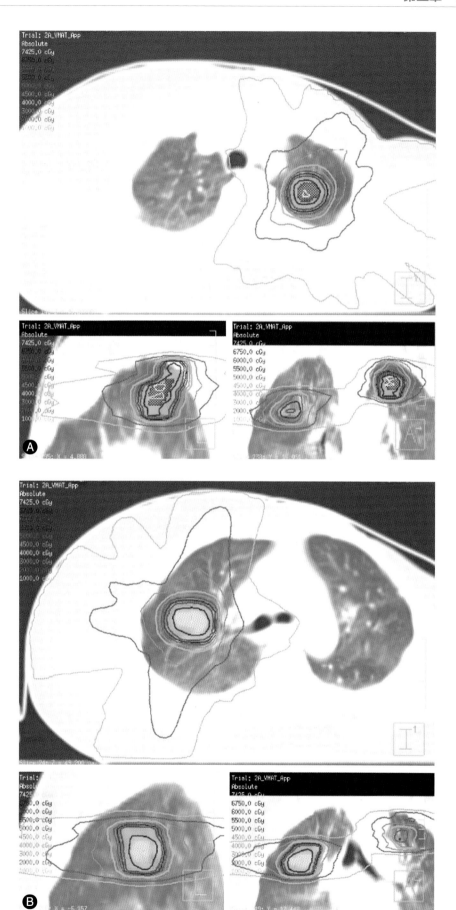

图 3-2-27 庄某放疗剂量曲线

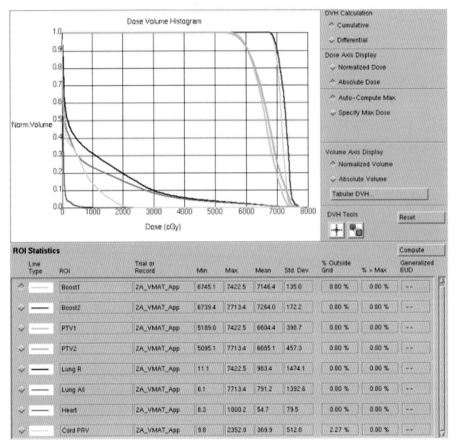

图 3-2-28　庄某放疗剂量曲线

【治疗结果】

2019 年 1 月随访,患者存活,左肺上叶及右肺上叶病灶放疗后缓解,目前已局部控制 12 个月,复查胸部 CT 示放疗后改变(图 3-2-29 至图 3-2-31)。出现右下肺及肝脏新发转移,目前阿帕替尼及氟维司群治疗中。

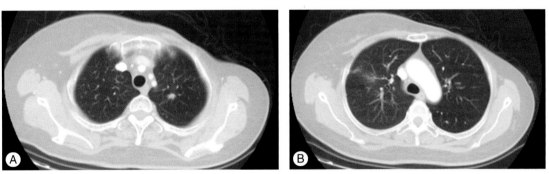

图 3-2-29　庄某放疗后 1 个半月胸部 CT

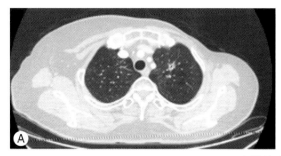
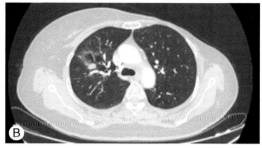

图 3-2-30　庄某放疗后 4 个月胸部 CT

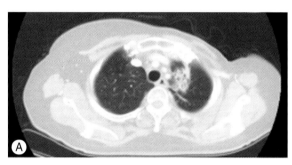
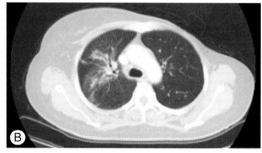

图 3-2-31　庄某放疗后 8 个月胸部 CT

案例 55　老年肺转移瘤大分割放射治疗

【病例特点】

朱某,83 岁,男性,左肺上叶腺癌术后(T1N0M0),术后基因检测未发现突变。1 年后胸部 CT 提示右肺中叶转移瘤(图 3-2-32),2017 年 11 月为行放疗入院。

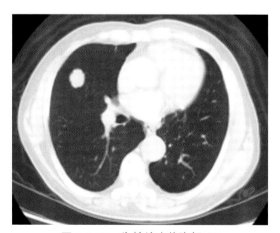

图 3-2-32　朱某放疗前胸部 CT

【治疗方案】

行 4D-CT 定位,分别勾画 10 个呼吸时相右肺中叶病灶、并融合形成 ITV,ITV 外放 3mm 为 PTV。处方剂量均为:95% PTV 60Gy/7.5Gy/8f。VMAT 技术,每次 CBCT 验证(图 3-2-33,图 3-2-34)。

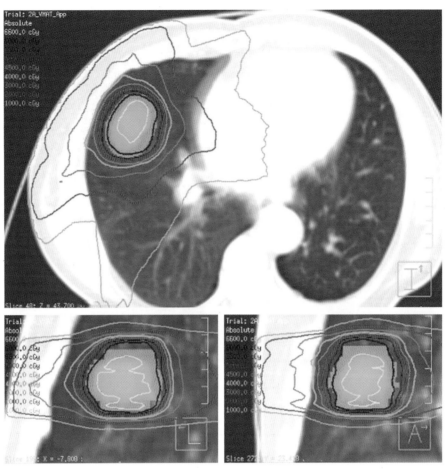

图 3-2-33　朱某放疗剂量曲线

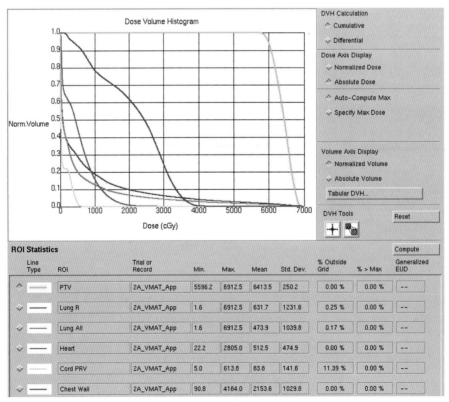

图 3-2-34　朱某放疗计划 DVH 图

【治疗结果】

2个月后发现结肠癌,并行结肠癌切除术。原右肺转移灶治疗后改变如图3-2-35及图3-2-36。放疗后1年发现右肺多发转移瘤(图3-2-37),考虑患者高龄,且既往右侧肺转移瘤放疗后,分两次放疗。

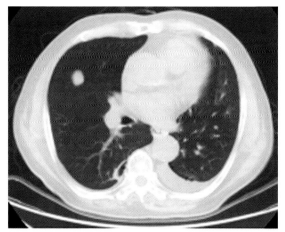 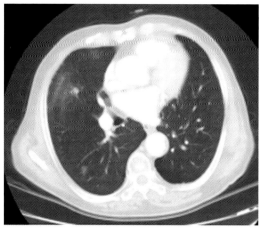

图3-2-35 朱某放疗后2个月胸部CT　　　　图3-2-36 朱某放疗后11个月胸部CT

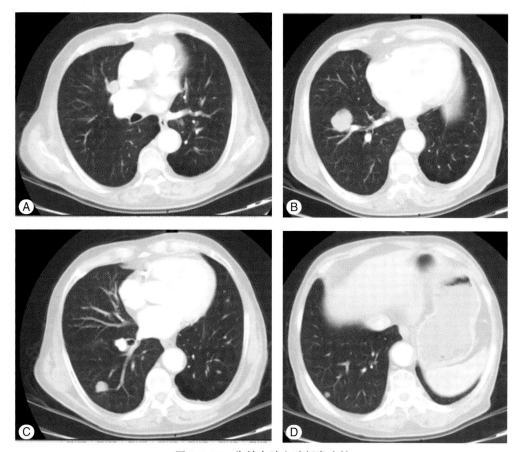

图3-2-37 朱某右肺上叶新发病灶

【二程治疗】

2018-11-07至2019-11-28行右肺2个新发病灶放疗,处方剂量:95% PTV1 52.5Gy/3.5Gy/15f,95% ITV1 60Gy/4Gy/15f,95% Boost1 67.5Gy/4.5Gy/15f,95% PTV2 45Gy/3Gy/15f,95% Boost2 60Gy/4Gy/15f。剂量曲线及DVH图如图3-2-38至图3-2-39。

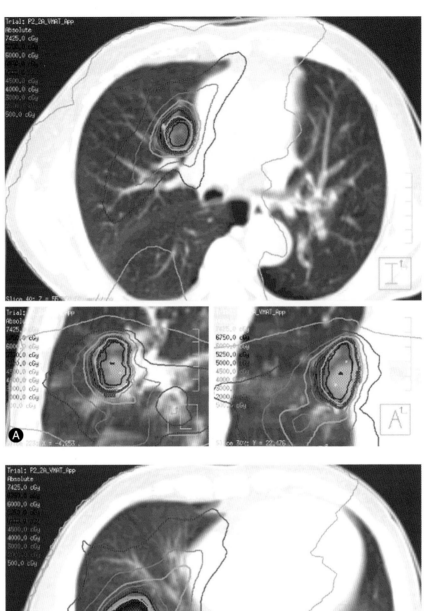

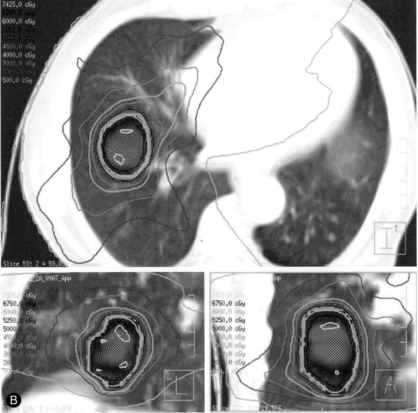

图 3-2-38　朱某二程放疗计划（右肺上叶新发病灶）

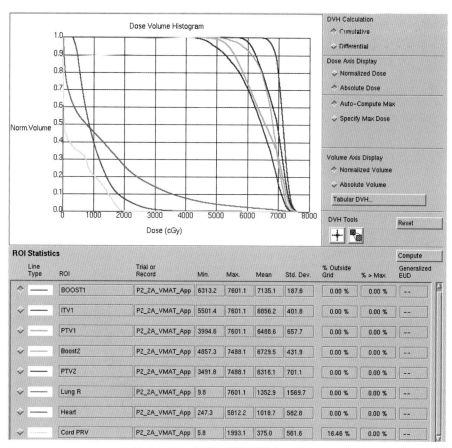

图 3-2-39 朱某二程放疗计划 DVH 图

【三程治疗】

2019-01-10 至 2019-01-23 行右肺其余 2 个病灶放疗,处方剂量:95% PTV1-2 60Gy/6Gy/10f,95% ITV1-2 66Gy/6.6Gy/10f,95% Boost1 70Gy/7Gy/10f。剂量曲线及 DVH 图如图 3-2-40 至图 3-2-41。

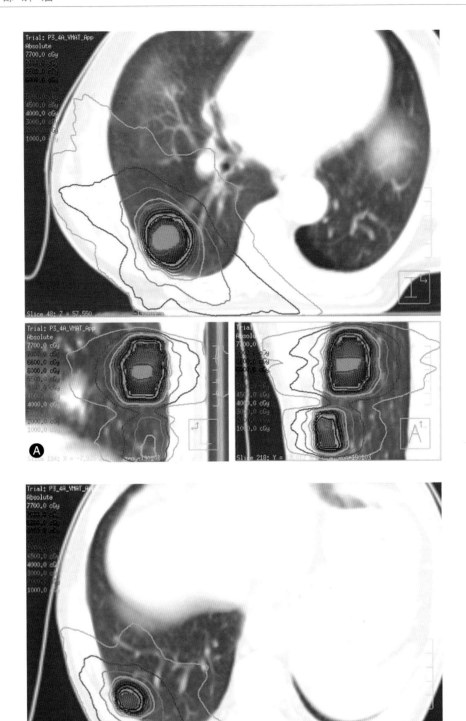

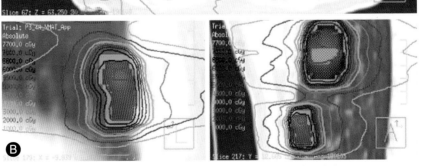

图 3-2-40　朱某三程放疗计划（右肺上叶新发病灶）

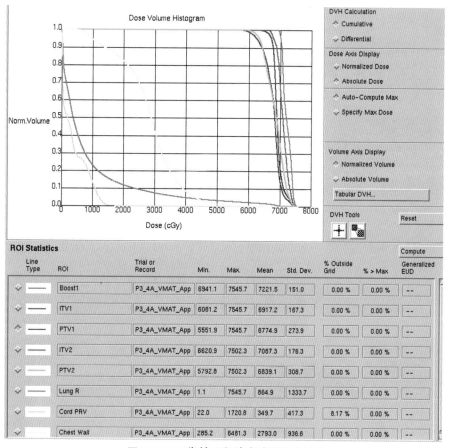

图 3-2-41　朱某三程放疗计划 DVH 图

【治疗结果】

目前患者一般状况可,尚无放疗后复查结果。

案例 56　肺转移瘤大分割放射治疗

【病例特点】

李某,69 岁,男性,右大腿多形性未分化肉瘤术后(pG4T2N0M1b),拒绝术后放化疗等。术后 1 年余发现双肺多发结节,考虑转移瘤(图 3-2-42),2018 年 3 月为行局部放疗收入院。

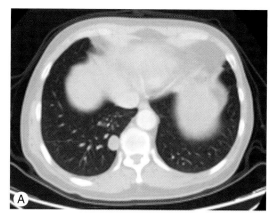
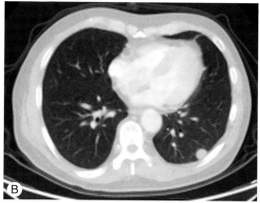

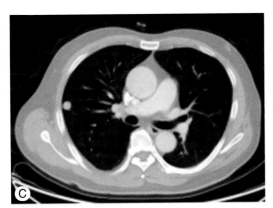
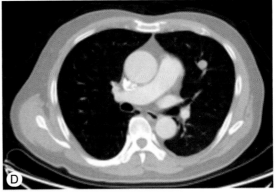

图 3-2-42　李某放疗前胸部 CT

【治疗方案】

行 4D-CT 定位,分别勾画 10 个呼吸时相双肺多发转移灶并融合形成 ITV,ITV 外放 3mm 为 PTV。处方剂量为:95% PTV1-4 60Gy/6Gy/10f,95% ITV1-4 66Gy/6.6Gy/10f。给予两个中心治疗,分别为 VMAT 和 IMRT 技术,每次 CBCT 验证(图 3-2-43,图 3-2-44)。

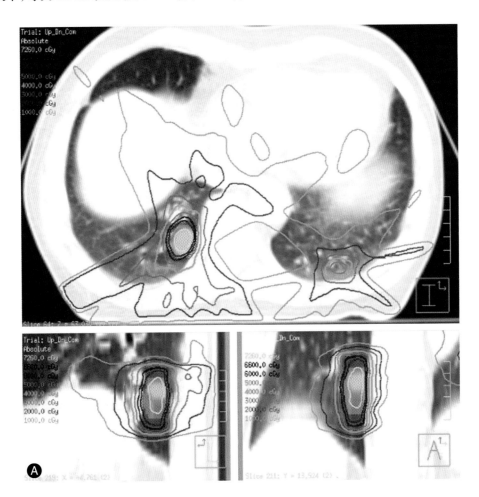

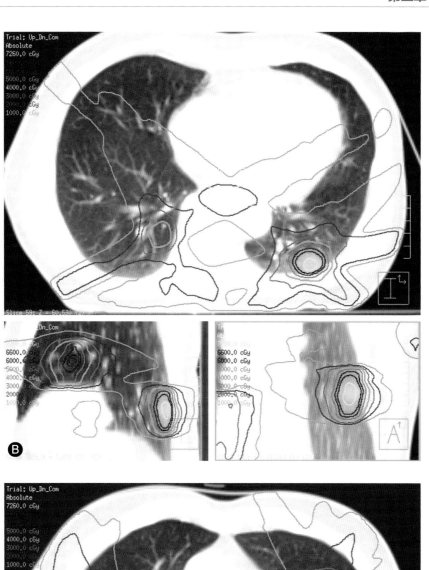

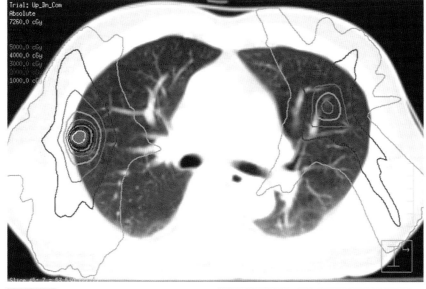

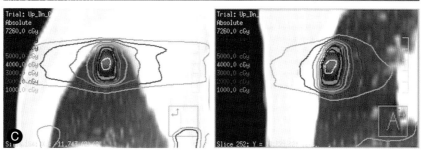

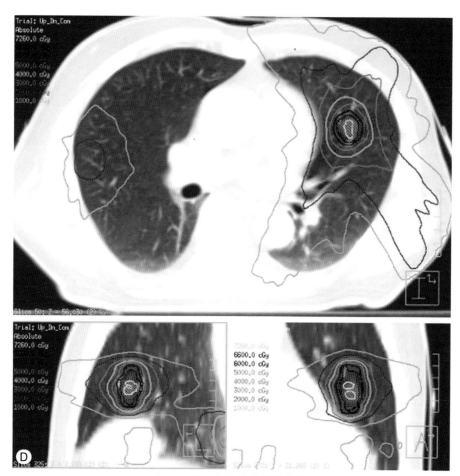

图 3-2-43　李某放疗剂量曲线

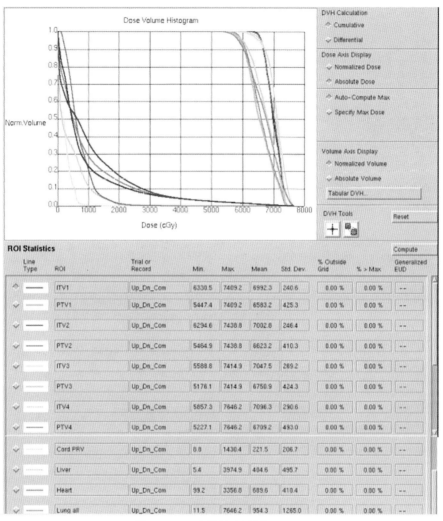

图 3-2-44　李某放疗计划 DVH 图

【治疗结果】

双肺转移瘤放疗后 2 个月部分缓解,6 个月后完全缓解,复查胸部 CT 未见明确结节影,目前患者存活 10 月余(图 3-2-45 至图 3-2-47)。

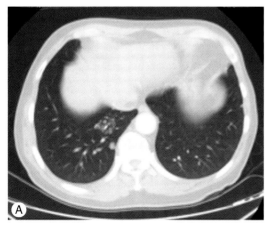

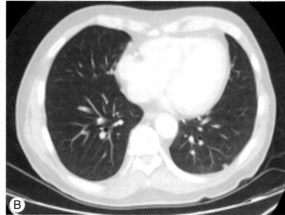

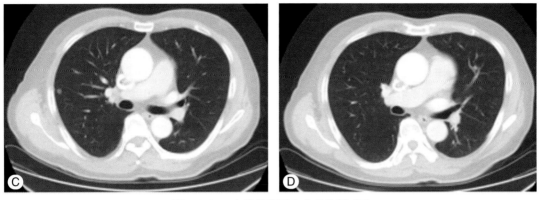

图 3-2-45 李某放疗后 2 个月胸部 CT

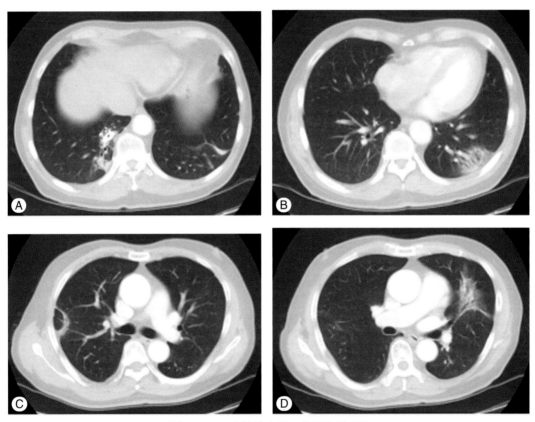

图 3-2-46 李某放疗后 6 个月胸部 CT

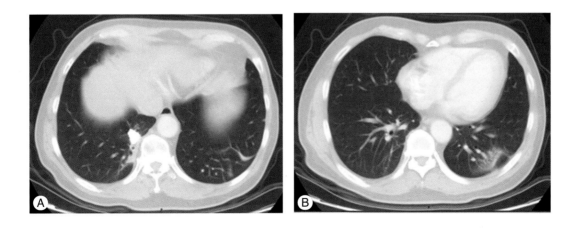

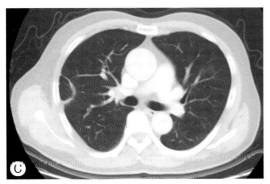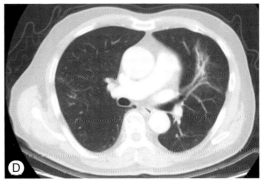

图 3-2-47　李某放疗后 10 个月胸部 CT

第三节　原 发 肝 癌

对于原发肝癌和肝脏寡转移瘤,如不可切除,应用立体定向放射治疗亦可以达到良好的局部控制,且作为无创治疗手段,对肝脏及全身影响较小。随着放疗技术和理念的进步,对于肝脏肿瘤目前亦提倡小靶区、大剂量,给予肿瘤精确打击的同时避免放射性肝病的发生。2018 年中国医学科学院肿瘤医院发表的回顾性研究分析了 2007 年至 2014 年 45 例不可手术肝转移瘤患者的临床结果,共治疗 52 个肝转移病灶,1 年肝脏治疗病灶局控率及总生存率分别为 94% 和 91%,中位生存时间为 26 个月,且无 3 级以上不良反应发生。单因素分析显示:>1 个转移灶相比单发病灶,为肝脏总控制率的预后不良因素。

具体放疗实施方案为:应用腹带固定 CT 定位与治疗前 MRI 融合,勾画 T_1 增强相上肝脏强化灶为 GTV,或采用 4D-CT 定位,勾画 10 个时相的 GTV 后融合形成 ITV,GTV 或 ITV 前后左右外放 5mm,头脚方向外扩 6~9mm 形成 PTV。采用 IMRT、VMAT 或 TOMO 等技术均可实施大分割放疗。处方剂量需根据肿瘤部位、大小、个数等综合判断。一般对于肝脏边缘安全部位的小体积病灶可给予 45Gy/15Gy/3f 的分割方式,而对于体积较大,或邻近肝门、下腔静脉、胃、结肠等重要结构的病灶采用 50~60Gy/4~6Gy/10~15f 的分割方式。

案例 57　老年原发肝癌多程大分割放疗

【病例特点】

杨某,79 岁,老年男性,以右上腹不适就诊,肝脏彩超及 PET-CT 示:肝右前叶实性占位,2.5cm×2.4cm×2.1cm,紧邻肝中静脉及门脉右支主干,肝硬化(图 3-3-1)。患者一般状况可,合并慢性病毒性肝炎及高血压。2009 年 6 月为行放疗入院。

【治疗方案】

采用 CT 定位,并与磁共振图像融合,勾画原发肿瘤病灶为 GTV(体积 7.8cm³),GTV 外放 5mm 为 PTV,采用大分割调强放射治疗,95% PTV 60Gy/5Gy/12f(图 3-3-2,图 3-3-3)。

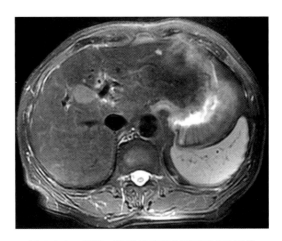

图 3-3-1　杨某一程放疗定位时腹部 MRI 图像

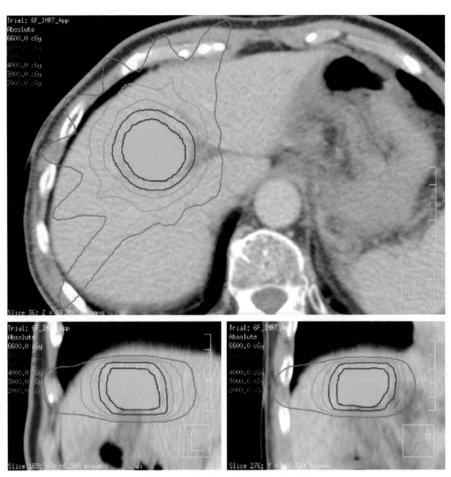

图 3-3-2　杨某一程治疗剂量曲线

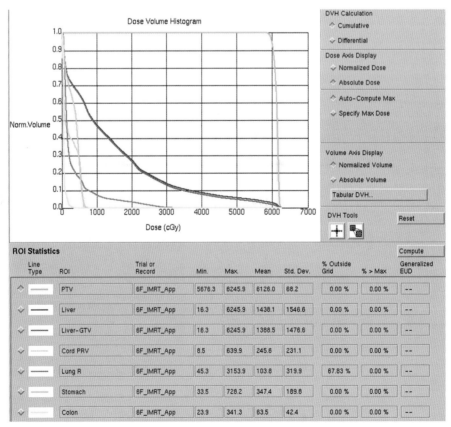

图 3-3-3　杨某一程放疗计划 DVH 图

【治疗结果】

放疗后定期随访,治疗病灶完全缓解(图 3-3-4),一程放疗 29 个月后腹部磁共振示肝脏右前叶Ⅷ段、左内叶两个结节,大者约 1.8cm×2.5cm,考虑为肝内出现新病灶。

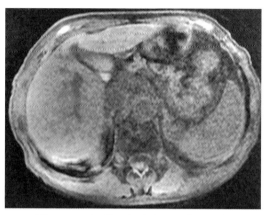

图 3-3-4 杨某一程治疗后磁共振图像

【二程治疗】

再次予大分割放疗,处方剂量:肝顶叶病灶 95% PTV 45Gy/15Gy/3f,肝门病灶 95% PTV 50Gy/5Gy/10f。

【三程治疗】

一程治疗 52 个月后磁共振提示肝顶部新发结节(图 3-3-5),大者约 1.6cm×2.5cm,考虑肝内再次出现新灶。遂对肝内新发病灶再次大分割放疗,处方剂量:95% PTV 60Gy/5Gy/12 f(图 3-3-6,图 3-3-7)。

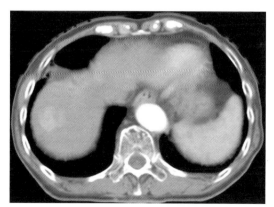

图 3-3-5 杨某三程放疗定位 CT 图像上显示肝内新病灶

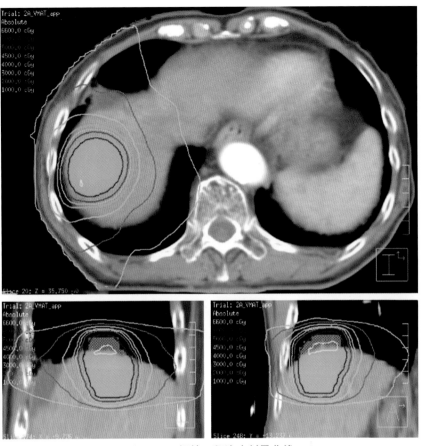

图 3-3-6　杨某三程治疗剂量曲线

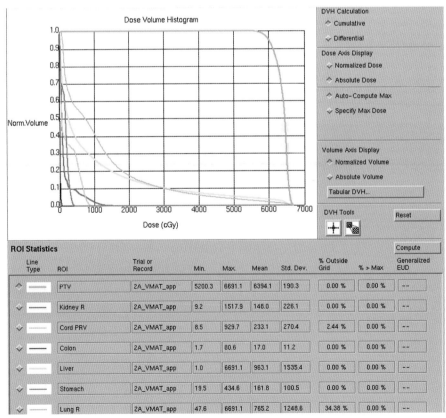

图 3-3-7　杨某三程放疗计划 DVH 图

【治疗结果】

治疗病灶完全缓解,肝脏左叶代偿性增生(图 3-3-8),患者最后死于大量腹水、肝功能异常,生存时间 65 个月。

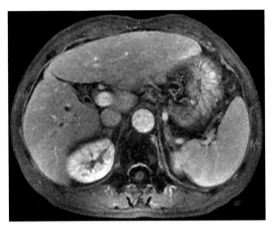

图 3-3-8　杨某三程放疗结束后肝脏磁共振

第四节　肝 转 移 瘤

案例 58　肝转移瘤大分割放疗

【病例特点】

刘某,37 岁,女性,乳腺浸润性导管癌(三阴型),新辅助化疗后、改良根治术后 10 个月,发现肝脏右前叶结节,大小约 4.3cm×6.0cm,行多西他赛＋卡培他滨(希罗达)8 周期化疗,化疗后肝脏结节大小为2.0cm×2.8cm×3.0cm(图 3-4-1),为行局部放疗入院。

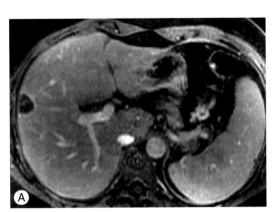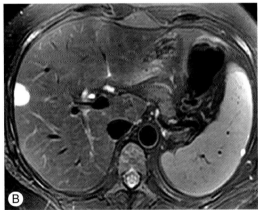

图 3-4-1　刘某放疗前肝脏磁共振(横断位,T_1 增强及 T_2WI 像)

【治疗方案】

CT 模拟机下定位,以腹带辅助固定减少呼吸活动度,靶体积 5.8cm³,物理师制订治疗计划,设定一个中心,4 个照射野,90% PTV 45Gy/15Gy/3f。治疗过程顺利(因 2007 年放疗,既往放疗计划图像无法恢复)。

【治疗结果】

肝转移病灶放疗后完全缓解,2019 年 3 月随访,患者存活,一般状况好,目前已局部控制达 11 年,未见其他部位远处转移(图 3-4-2 至图 3-4-7)。

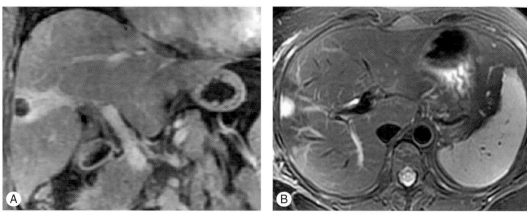

图 3-4-2 刘某放疗后 3 个月肝脏磁共振(T$_1$ 增强冠状位及 T$_2$WI 横断位)

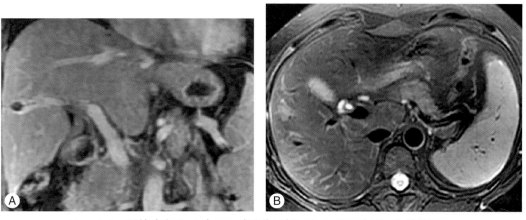

图 3-4-3 刘某放疗后 15 个月肝脏磁共振(T$_1$ 增强冠状位及 T$_2$WI 横横断位)

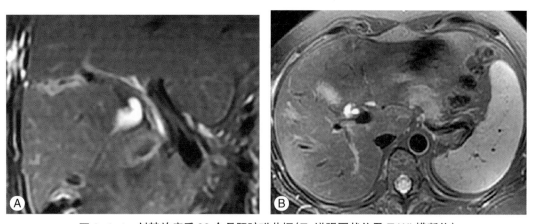

图 3-4-4 刘某放疗后 22 个月肝脏磁共振(T$_1$ 增强冠状位及 T$_2$WI 横断位)

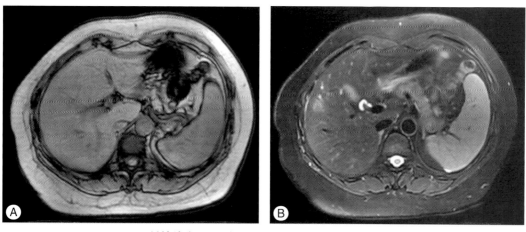

图 3-4-5　刘某放疗后 59 个月肝脏磁共振(横断位,T_1 平扫及 T_2WI)

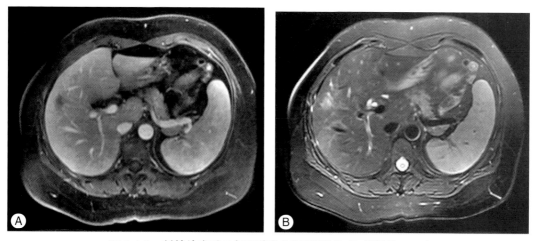

图 3-4-6　刘某放疗后 7 年肝脏磁共振(横断位,T_1 增强及 T_2WI)

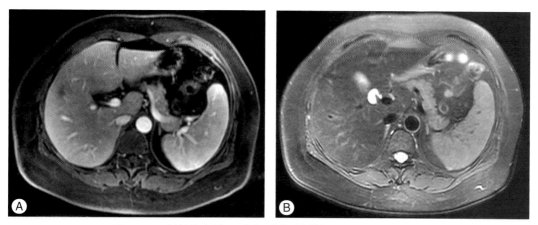

图 3-4-7　刘某放疗后 11 年肝脏核磁(横断位,T_1 增强及 T_2WI)

第五节 肾上腺转移瘤

案例 59 肾上腺转移瘤大分割放射治疗

【病例特点】

李某,52 岁,女性,左乳腺癌多发骨转移多程化疗后、靶向治疗后,并先后行姑息性保乳术及左乳切除术,脑多发转移放疗后,CT 提示左肾上腺转移(图 3-5-1),2017 年 7 月为行局部放疗收入院。

【治疗方案】

行 4D-CT 定位,分别勾画 10 个呼吸时相左肾上腺病灶、并融合形成 ITV(体积 27.8cm³),一程计划处方剂量为:95 % ITV 40Gy/4Gy/10f,VMAT 技术,每次 CBCT 验证(图 3-5-2)。

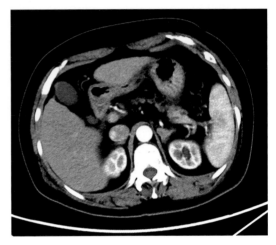

图 3-5-1 李某放疗前腹部 CT

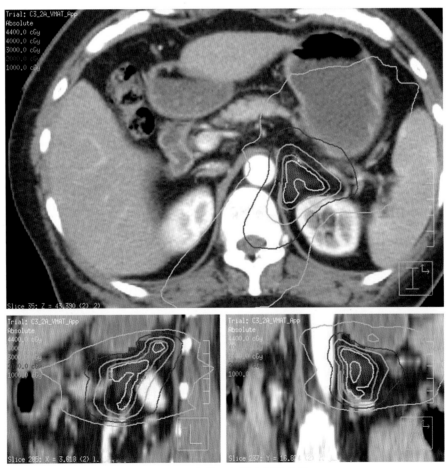

图 3-5-2 李某一程放疗剂量曲线

【治疗中缩野二程治疗】

放疗 10 次后复查腹部 CT 提示病灶缩小(图 3-5-3,体积 14.8cm³),予二程定位、勾画靶区,并制订新放疗计划,二程处方剂量为:95% ITV 20Gy/4Gy/5f(图 3-5-4),总处方剂量为 60Gy/15f(图 3-5-5,图 3-5-6),VMAT 技术,每次 CBCT 验证。

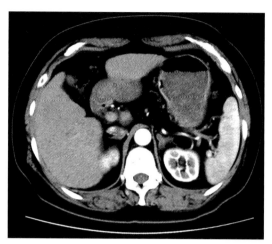

图 3-5-3 李某放疗 10 次时腹部 CT

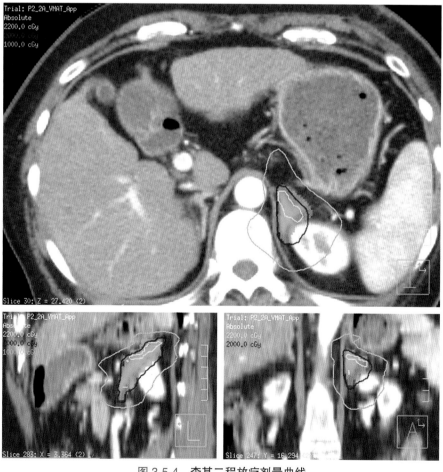

图 3-5-4 李某二程放疗剂量曲线

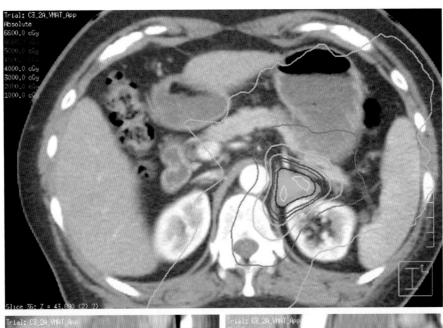

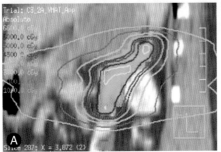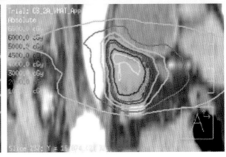

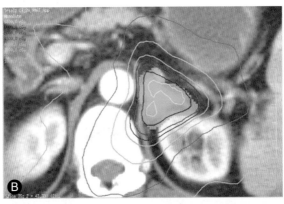

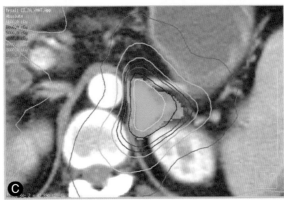

图 3-5-5 李某融合计划剂量曲线

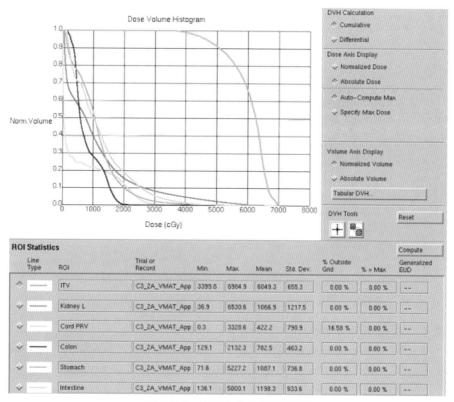

图 3-5-6 李某融合计划 DVH 图

【治疗结果】

2019 年 3 月随访,患者存活,左侧肾上腺病灶放疗后已局部控制达 19 个月(图 3-5-7,图 3-5-8)。患者出现脑部多发转移行多次放疗,左胸壁复发行手术切除、术后放疗等,目前靶向治疗中。

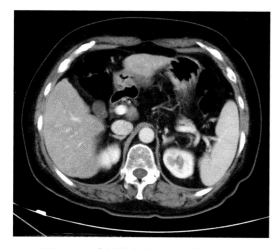

图 3-5-7 李某放疗后 4 个月余腹部 CT

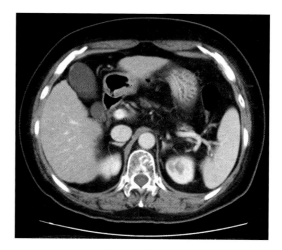

图 3-5-8 李某放疗后 14 个月腹部 CT

案例60 肾上腺转移瘤大分割放射治疗

【病例特点】

汪某,51岁,男性,小细胞肺癌广泛期,胸部放疗、化疗后,脑转移瘤全脑放疗后,复查腹部CT示右肾上腺病灶,大小约2.8cm×4.1cm(图3-5-9),2016年5月为行局部放疗入院。

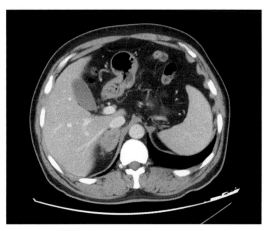

图3-5-9　汪某放疗前腹部CT

【治疗方案】

行4D-CT定位,分别勾画10个呼吸时相肾上腺病灶、并融合形成ITV,ITV内收3mm为Boost加量区,ITV外放3mm为PTV。处方剂量为:95% PTV 52.5Gy/3.5Gy/15f,95% ITV 56.25Gy/3.75Gy/15f,95% Boost 60Gy/4Gy/15f。VMAT技术,每次CBCT验证(图3-5-10,图3-5-11)。

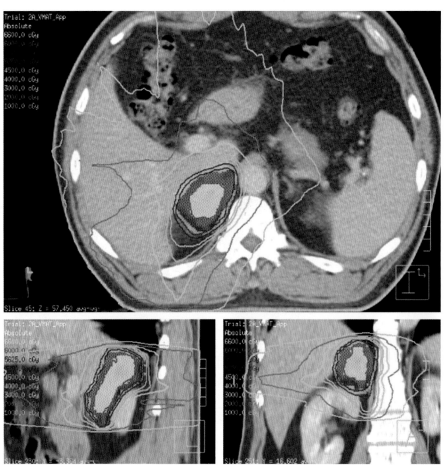

图3-5-10　汪某放疗剂量曲线

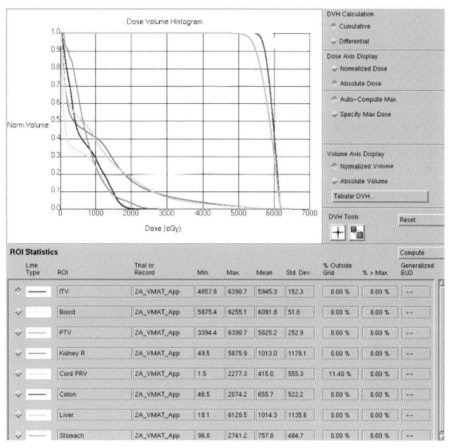

图 3-5-11 汪某放疗计划 DVH 图

【治疗结果】

肾上腺转移灶放疗 1 个月后出现脑多发转移瘤,行脑部放疗;5 个月后复查腹部 CT 示右肾上腺结节短径约 1.9cm,部分缓解(图 3-5-12)。7 个月后因肺部感染、脑转移等去世。

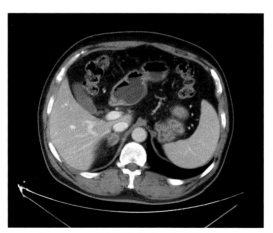

图 3-5-12 汪某放疗后 5 个月腹部 CT

案例61 肾上腺转移大分割放疗

【病例特点】

朱某,78岁,男性,左肺下叶鳞癌放疗后1年,骨转移唑来膦酸治疗中,发现左肾上腺转移1月余(图3-5-13)。2015年6月为行放疗入院。

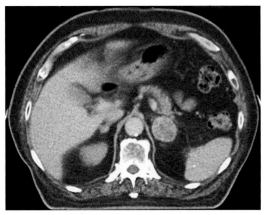

图3-5-13 朱某定位CT图像

【治疗方案】

采用4D-CT定位,由各呼吸时像形成ITV(体积66.45cm³),ITV内收3mm形成Boost加量区(33.23 cm³),ITV外放3mm为PTV,行大分割调强放射治疗1个病灶,处方剂量95% ITV 60Gy/4Gy/15f,95% Boost 66Gy/4.4Gy/15f,95% PTV 54Gy/3.6Gy/15f,因患者高龄,高血压、糖尿病等内科合并症,最终执行13次计划,每日CBCT验证准确(类似部位病灶放疗计划审核时需注意收紧剂量线、尽量降低邻近血管、胰腺、肠壁等组织受量)(图3-5-14,图3-5-15)。

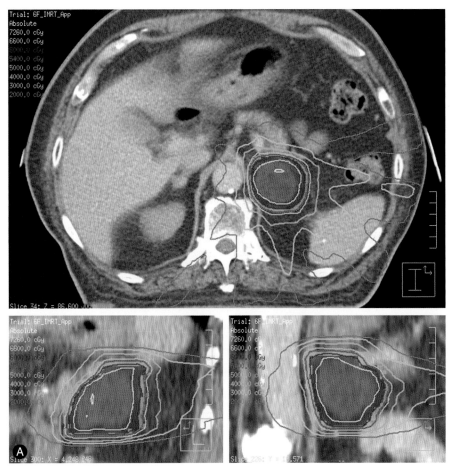

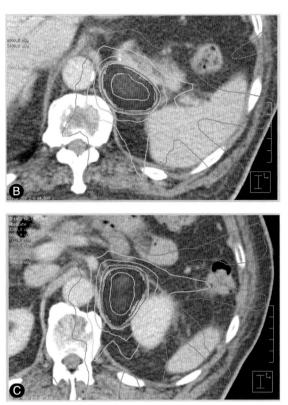

图 3-5-14　朱某放疗剂量曲线

注:肿物位于左侧肾上腺,邻近胰腺、左肾、小肠等器官

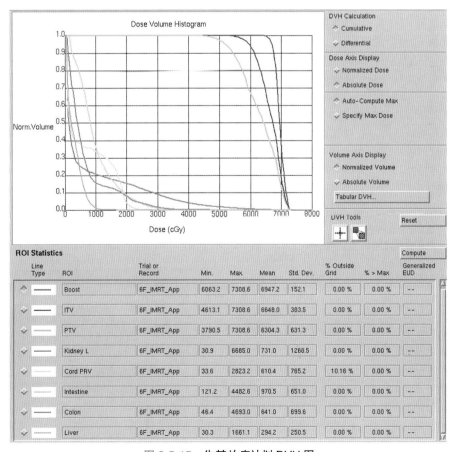

图 3-5-15　朱某放疗计划 DVH 图

【治疗结果】

2019 年 3 月随访,患者存活,CT 提示左侧肾上腺结节伴钙化,已局部控制达 39 个月,原发肿瘤及骨转移控制(图 3-5-16 至图 3-5-18)。

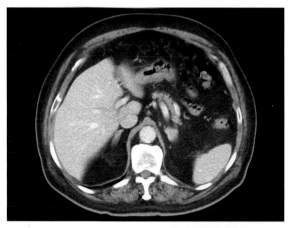 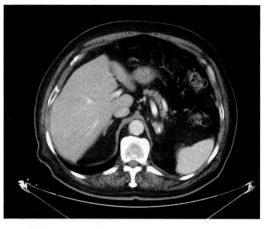

图 3-5-16　朱某放疗后 5 个月腹部增强 CT　　　图 3-5-17　朱某放疗后 1 年腹部增强 CT

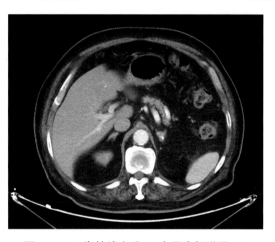

图 3-5-18　朱某放疗后 31 个月腹部增强 CT

第六节　其他部位转移瘤

案例 62　肺转移瘤及纵隔转移淋巴结大分割放射治疗

【病例特点】

魏某,57 岁,中年男性,鼻咽癌放疗后、靶向治疗后 4 年,肺转移瘤行 6 周期化疗后进展(图 3-6-1),2015 年 11 月为行局部放疗入院。

【治疗方案】

行 4D-CT 定位,分别勾画 10 个呼吸时相右肺上叶转移灶、并融合形成 ITV,ITV 外放 3mm 为 PTV。处方剂量为:95% ITV 66Gy/6.6Gy/10f。IMRT 技术,每次 CBCT 验证(图 3-6-2,图 3-6-3)。

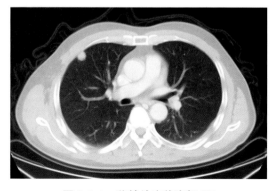

图 3-6-1　魏某放疗前胸部 CT

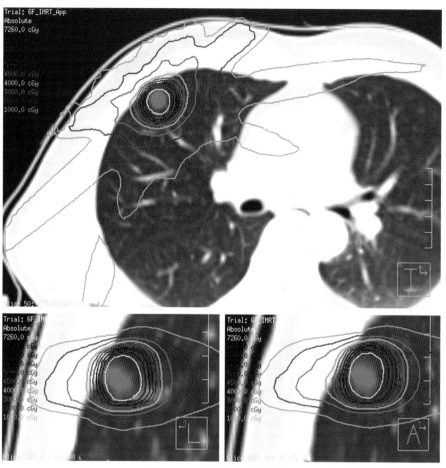

图 3-6-2　魏某放疗剂量曲线

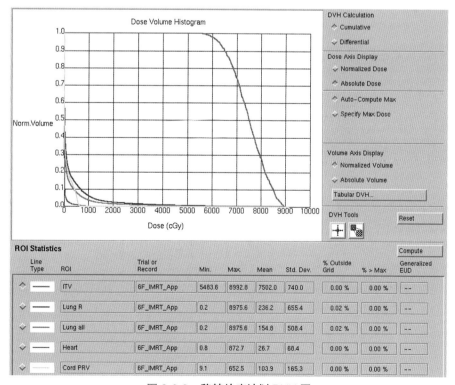

图 3-6-3　魏某放疗计划 DVH 图

【治疗结果】

右肺上叶病灶放疗后完全缓解（图3-6-4），17个月后出现纵隔及右肺门肿大淋巴结，考虑转移，参与PD-1单抗Ⅰ期临床研究，病灶仍缓慢进展，再次行局部大分割放疗（图3-6-5）。

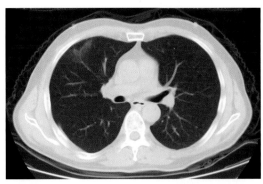

图3-6-4 魏某右肺上叶病灶放疗后11个月

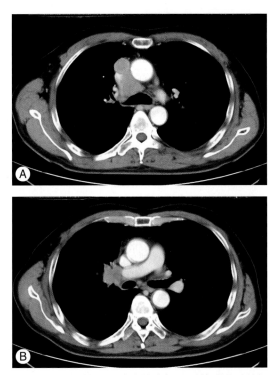

图3-6-5 魏某二程放疗前胸部CT（转移淋巴结）

【二程治疗】

再次行4D-CT定位，分别勾画10个呼吸时相转移淋巴结、并融合形成ITV（体积69.8cm³），ITV内收2mm为Boost（体积26.4cm³）。处方剂量为：95% ITV 30Gy/3Gy/10f，95% Boost 35Gy/3.5Gy/10f。10次后二程CT定位，转移淋巴结较前缩小，P2-ITV和P2-Boost体积分别为43.2cm³、13.5cm³，制订二程计划，95% P2-ITV 21Gy/3Gy/7f，95% P2-Boost 24.5Gy/3.5Gy/7f（图3-6-6，图3-6-7）。

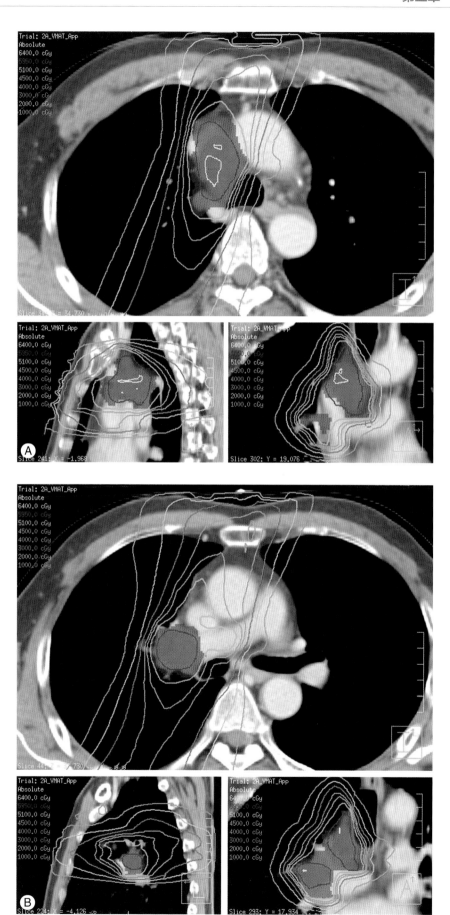

图 3-6-6　魏某二程放疗剂量曲线（转移淋巴结）

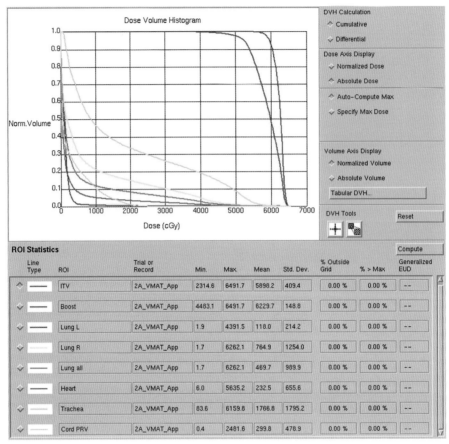

图 3-6-7　魏某二程放疗计划 DVH 图

【治疗结果】

2019 年 1 月随访,患者存活,右肺上叶病灶已局部控制达 3 年,胸部 CT 示大小约 0.3cm,考虑为放疗后改变;纵隔转移淋巴结放疗后 7 个月,复查胸部 CT 示较前缩小、边界模糊(图 3-6-8,图 3-6-9)。

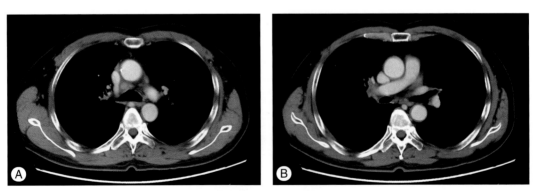

图 3-6-8　魏某二程放疗后 2 个月胸部 CT(转移淋巴结)

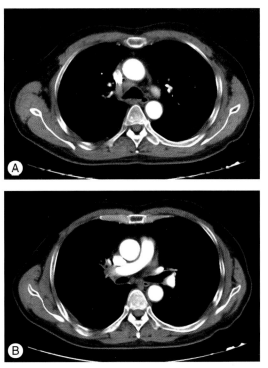

图 3-6-9　魏某二程放疗后 5 个月胸部 CT（转移淋巴结）

参考文献

SCI 论文

1. CHEN XJ,XIAO JP,LI XP,et al.Prognostic effect of symptomatic extracranial lesions on survival of recursive partitioning analysis Class III brain metastatic patients treated with stereotactic radiotherapy.J Cancer Res Ther,2016,12(1):215-220.

2. LI XP,XIAO JP,CHEN XJ,et al.Fractionated stereotactic radiotherapy for small-cell lung cancer patients with brain metastases.J Cancer Res Ther,2014,10(3):597-602.

3. LIU F,XIAO JP,XU GZ,et al.Fractionated stereotactic radiotherapy for 136 patients with locally residual nasopharyngeal carcinoma.Radiation Oncology,2013,8:157-166.

4. LIU F,XIAO JP,XU YJ,et al.Fractionated stereotactic radiotherapy with vagina carotica protection technique for local residual nasopharyngeal carcinoma after primary radiotherapy.Chin Med J(Engl),2012,125(14):2525-2529.

5. CHEN XJ,XIAO JP,LI XP,et al.Fifty percent patients avoid whole brain radiotherapy:stereotactic radiotherapy for multiple brain metastases.A retrospective analysis of a single center.Clin Transl Oncol,2012,14(8):599-605.

6. JIANG XS,XIAO JP,ZHANG Y,et al.Hypofractionated stereotactic radiotherapy for brain metastases larger than three centimeters.Radiat Oncol,2012,7:36.

7. ZHANG Y,XIAO JP,ZHANG HZ,et al.Stereotactic body radiation therapy favors long-term overall survival in patients with lung metastases:five-year experience of a single-institution.Chin Med J(Engl),2011,24(24):4132-4137.

8. CHEN XJ,XIAO JP,LI XP,et al.Risk factors of distant brain failure for patients with newly diagnosed brain metastases treated with stereotactic radiotherapy alone.Radiat Oncol,2011,6:175.

9. XIAO JP,XU GZ.Stereotactic radiotherapy—an approach to improve local control of nasopharyngeal carcinoma.Chin J Cancer,2010,29(2):123-125.

10. XIAO J,XU G,MIAO Y.Fractioned stereotactic radiotherapy for 50 patients with recurrent and residual nasopharyngeal carcinoma.Int J Radiat Oncol Biol Phys,2001,51(1):164-170.

中 文 论 文

1. 马玉超,肖建平,毕楠,等.HT 全脑＋病灶同步推量放疗多发性脑转移瘤剂量学及临床分析.中华放射肿瘤学杂志,2018,27(5):435-440.

2. 马玉超,肖建平,毕楠,等.FSRT 联合替莫唑胺治疗大体积脑转移瘤的对照研究.中华放射肿瘤学杂志,2018,27(4):348-353.

3. 马玉超,肖建平,毕楠,等.大分割放疗联合替莫唑胺治疗大体积脑转移瘤的前瞻性临床研究.中华放射肿瘤学杂志,2016,25(4):320-326.

4. 李祥攀,肖建平,陈秀军,等.肺癌脑转移立体定向放疗后 MRI 变化及对近期疗效评价影响.中华放射肿瘤学杂志,2014,23(1):40-42.

5. 马玉超,肖建平.脑转移瘤治疗方法的选择——个体化治疗与综合治疗.中国临床医生,2014,(4):9-13.

6. 张烨,肖建平.脑转移瘤的综合治疗.中国神经肿瘤杂志,2013,(3):199-204.

7. 马玉超,肖建平.垂体瘤的立体定向放射治疗进展.中国神经肿瘤杂志,2013,(4):242-247.

8. 李祥攀,肖建平,陈秀军,等.小细胞肺癌脑转移全脑放疗失败后挽救性分次立体定向放疗疗效分析.中华放射肿瘤学杂志,2012,21(1):20-22.

9. 陈秀军,肖建平,李祥攀,等.立体定向放疗与全脑放疗在多发脑转移瘤治疗中的作用分析.中华放射肿瘤学杂志,2012,21(1):1-4.

10. 陈秀军,肖建平,李祥攀,等.乳腺癌脑转移瘤立体定向放疗预后因素分析.中华放射肿瘤学杂志,2012,21(6):496-499.

11. 李祥攀,肖建平,陈秀军,等.152例肺癌脑转移立体定向放疗预后分析.中华放射肿瘤学杂志,2012,21(2):108-112.

12. 陈秀军,肖建平.多发脑转移瘤的放射治疗.中国神经肿瘤杂志,2012,(1):63-68.

13. 张烨,肖建平,童彤,等.剂量分割模式照射人肺腺癌移植瘤后基因表达谱差异的初步研究.中华放射肿瘤杂志,2010,19(3):274-277.

14. 张烨,肖建平,李晔雄,等.休部立体定向放射治疗肝转移瘤22例临床疗效.中华放射肿瘤杂志,2010,19(2):135-138.

15. 张烨,易俊林,肖建平.鼻咽癌放疗中不同推量技术及疗效.中华放射肿瘤杂志,2010,19(1):77-80.

16. 肖建平,徐国镇.立体定向放射治疗:提高鼻咽癌局部控制的有效方法.癌症,2010,29(2):129-131.

17. 张烨,肖建平.脑转移瘤的立体定向放射治疗.中国神经肿瘤杂志,2010,(3):163-168.

18. 吴凤,肖建平,张可,等.IMRT和SRT大分割治疗肺部肿瘤的剂量分布研究.中华放射肿瘤杂志,2009,18(4):281-284.

19. 姜雪松,肖建平,宋一昕,等.大于3cm脑转移瘤分次立体定向放疗初探.中华放射肿瘤学杂志,2009,18(3):176-180.

20. 张寅,张连胜,肖建平,等.用图像引导技术提高胸腹部肿瘤大分割放疗的治疗精度.中华放射肿瘤学杂志,2008,17(6):441-444.

21. 姜雪松,肖建平.放射性视路损伤.国际眼科纵览,2007,31(3):153-156.

22. 肖建平,徐国镇,张红志.肺转移瘤立体定向放射治疗初探.中华放射肿瘤杂志,2006,15(1):23-27.

23. 肖建平,姜雪松,徐国镇.不能手术的脑肿瘤患者分次立体定向放射治疗的研究.中国神经免疫学和神经病学杂志,2006,13(1):43-45.

24. 肖建平,徐国镇,苗延浚,等.脉络膜恶性黑色素瘤立体定向放射外科初探.中华肿瘤杂志,2005,27(4):241-244.

25. 肖建平,徐国镇,高黎,等.鼻咽癌初程放疗后残存的分次X刀治疗初探.中华放射肿瘤学杂志,2005,14(2):77-80.

26. 刘辉,肖建平.脑转移瘤立体定向放射外科治疗.国外医学肿瘤学分册2004,31(11):841-844.

27. 肖建平.脑转移瘤立体定向放射外科放射生物学基础及临床研究进展.中国神经肿瘤杂志,2004,(3):189-192.

28. 惠周光,肖建平,徐国镇.放射治疗化学感受器瘤一例并文献复习.中国神经肿瘤杂志,2004,(2):118-120.

29. 肖建平,徐国镇,苗延浚.鼻咽癌复发与残存病变分次立体定向放射治疗.中华放射肿瘤杂志,2000,9(4):256-260

30. 肖建平,苗延俊,徐国镇,等.X线立体定向治疗头颈部肿瘤30例初探.中华放射肿瘤杂志,1996,5(2):55-56.

研究生毕业论文

1. 马玉超.难治性脑转移瘤大分割放疗的临床应用研究.北京:北京协和医学院,2018.

2. 刘峰.鼻咽癌残存病灶分次立体定向放射治疗临床研究.北京:北京协和医学院,2013.

3. 陈秀军.脑转移瘤立体定向放疗相关临床研究.北京:北京协和医学院,2012.

4. 李祥攀.肺癌脑转移的立体定向治疗.北京:北京协和医学院,2012.

5. 张烨.肺转移瘤的体部立体定向放射治疗预后因素分析剂量分割模式照射人肺腺癌移植瘤后基因表达谱差异的初步研究.北京:北京协和医学院,2010.

6. 姜雪松.脑转移瘤立体定向放射治疗.北京:北京协和医学院,2008.

7. 吴凤.IMRT和SRT治疗肺部肿瘤(非小细胞肺癌和肺转移癌)的剂量学比较.北京:北京协和医学院,2008.

8. 刘辉.分次立体定向放射外科术后放疗后残留和复发脑胶质瘤初探.北京:北京协和医学院,2005.

国内外会议交流

1. Yuchao Ma, Jianping Xiao, Nan Bi, et al.Helical tomotherapy for whole-brain irradiation with integrated boost to multiple brain metastases: dosimetric analysis and clinical outcomes.2018 年 ASTRO(美国放射肿瘤学会)年会壁报交流

2. Siran Yang, Jianping Xiao, Yuchao Ma, et al.The Diagnosis and comprehensive Treatment of Leptomeningeal Metastasis: A Phase II Trial.2018 年 ASTRO(美国放射肿瘤学会)年会壁报交流

3. Siran Yang, Jianping Xiao, Yuchao Ma, et al.Treatment of complex brain metastases with helical Tomotherapy: Results of a phase II trial.2018 年 ASTRO(美国放射肿瘤学会)年会壁报交流

4. Ruizhi Zhao.stereotactic body radiotherapy for 45 patients with inoperable hepatic metastasis.2018 年 ASTRO(美国放射肿瘤学会)年会壁报交流

5. Yuchao Ma, Jianping Xiao, et al.The Diagnosis and Comprehensive Treatment of Leptomeningeal Metastasis—A Phase II Trial.2018 年 ASNO(亚洲神经肿瘤协会)年会口头发言

6. Yuchao Ma, Jianping Xiao, et al.Treatment of complex brain metastases with helical Tomotherapy: Results of a phase II trial.2018 年 ASNO(亚洲神经肿瘤协会)年会口头发言

7. Yuchao Ma, Jianping Xiao, et al.Temozolomide combined with fractionated stereotactic radiotherapy for large brain metastases: a propensity-matched study.2017 年 ASTRO(美国放射肿瘤学会)年会壁报交流

8. Yuchao Ma, Jianping Xiao, et al.Fractionated stereotactic radiotherapy combined with temozolomide for refractory brain metastases: a phase II trail.2015 年 ASTRO(美国放射肿瘤学会)年会壁报交流

9. Ye Zhang, Jianping Xiao.Influence of Technologic Advances on Outcomes in Patients With Single Lung Metastasis Receiving Hypofractionated Radiotherapy.2012 年 ASTRO(美国放射肿瘤学会)年会壁报交流

10. Ye Zhang, Jianping Xiao.More fractions under the same total dose favor better local control in lung metastatic patients receiving stereotactic ablative radiotherapy: higher BED, more better? 2012 年 ASTRO(美国放射肿瘤学会)年会壁报交流

11. Liu Feng, Xiao Jianping, Zhang Ye, et al.Evaluation of fractionated stereotactic radiotherapy with vagina carotica protection for residual nasopharyngeal carcinoma.European Society for Therapeutic Radiology and Oncology(ESTRO).2011, London. Poster presentation.2011 年 ESTRO(欧洲放射肿瘤学会)年会壁报交流

12. 刘峰, 肖建平, 张烨等. 保护颈鞘的鼻咽癌立体定向推量放疗的临床观察. 第六届全国鼻咽癌学术大会, 2010 年福州, 大会发言.

13. Jianping Xiao, et al.Hypofractionated Stereotactic Body Therapy for Secondary Lung Tumors.2009 年 ASTRO(美国放射肿瘤学会)年会大会发言

14. Xuesong Jiang, Xiaodong Huang, Jianping Xiao, et al.Fractionated Stereotactic Radiotherapy for 111 Patients with Residual Lesion after First Course of Radiation Therapy for Nasopharyngeal Carcinoma.2008 年 ASTRO(美国放射肿瘤学会)年会壁报交流

15. Jianping Xiao, Guozhen Xu, Yanjun Miao, et al.Fractionated Radiosurgery for 98 Patients with Residual Lesion after First Course of Radiation Therapy for Nasopharyngeal Carcinoma.2006 年第 4 届三维适形放疗国际研讨班(日本)大会发言

16. Yuchao Ma, Jianping Xiao, et al. Comprehensive Treatment Based on Helical Tomotherapy for Leptomeningeal Metastases—A Phase II Trial.2019 年 FARO(亚洲放射肿瘤学会年会)口头发言, 获得 travel grant

17. Ruizhi Zhao, Jianping Xiao, et al. Stereotactic Body Radiotherapy for 193 Patients With Lung Metastasis.2019 年 FARO(亚洲放射肿瘤学会年会)口头发言, 获得优秀论文奖

52检